彭子益中医气化系统学

（评注版）

清·彭子益 著

张宗祥 张卉冰 整理评注

中国健康传媒集团

中国医药科技出版社

内 容 提 要

《中医气化系统学》为清末民初医家彭子益所著，经整理分为原理篇、古方证明篇、小儿方、温病方、热伤风方、痢疾方、白喉方等，整理评注者品读注解本书并联系临床实际对本书进行了全面的解读，帮助读者理解记忆。后附已经整理校对完成的彭子益《实验系统学》一书，对于深入学习彭子益学术思想和临床经验大有裨益。全书内容实用，说理清晰，适合中医院校师生、临床医生及中医爱好者阅读参考。

图书在版编目（CIP）数据

彭子益中医气化系统学：评注版 /（清）彭子益著；张宗祥，张卉冰整理评注 . — 北京：中国医药科技出版社，2023.4

（古中医传承书系 . 医理篇）

ISBN 978-7-5214-3815-4

Ⅰ . ①彭… Ⅱ . ①彭… ②张… ③张… Ⅲ . ①气化（中医）—研究 Ⅳ . ① R226

中国国家版本馆 CIP 数据核字（2023）第 046152 号

美术编辑 陈君杞
版式设计 也 在

出版 **中国健康传媒集团** | 中国医药科技出版社
地址 北京市海淀区文慧园北路甲 22 号
邮编 100082
电话 发行：010-62227427 邮购：010-62236938
网址 www.cmstp.com
规格 710×1000mm $^1/_{16}$
印张 11
字数 165 千字
版次 2023 年 4 月第 1 版
印次 2023 年 4 月第 1 次印刷
印刷 北京市密东印刷有限公司
经销 全国各地新华书店
书号 ISBN 978-7-5214-3815-4
定价 39.00 元

获取新书信息、投稿、为图书纠错，请扫码联系我们。

出版者的话

"古中医"这个名词，真正被人们所熟知，应源于清代彭子益的《圆运动的古中医学》，此书秉承《内经》要旨、仲景心法，以医易河图理论和中气升降理论，将中医辨证论治、理法方药的各个环节，剖析得头头是道，简明易懂，对后学者启悟匪浅。当代著名已故老中医李可先生生前对该书推崇备至，并用十余年的时间，多次亲赴广东、广西等地，收集、整理出版了彭子益遗书《圆运动的古中医学续集》。在一次学术会议上，有位记者问他是不是火神派，李老说：我没有创什么派，只是回到汉代以前的中医之路，一定要冠一个名字，就用彭子益的"古中医"吧！

"古中医"的概念自此为中医界乃至国人所逐步熟悉，复兴古中医，还中医治病之本色成了中医界的一个共识。本丛书的策划编辑也因此萌生了出版一套《古中医传承书系》的念头，后经与李可老先生的拜师弟子张宗祥老师详谈请教后，坚定了丛书的出版决心，并在"李可中医药学术流派国家传承基地"主任吕英教授及其师弟张宗祥老师指导下，对丛书的入选分册进行了初步筛选和确定。在此，谨对张宗祥老师和吕英老师所提供的无私帮助表达深深的谢意！

《古中医传承书系》目前分为四篇：经典篇、医理篇、伤寒杂病篇和方药篇。每一篇精选了大家所共识、李可推崇的古中医代表医家的经典医著。首先推出的医理篇，包括《医理真传》（郑钦安）、《医法圆通》（郑钦安）、《四圣心源》（黄元御）、《圆运动的古中医学》（彭子益）和《彭子益中医气化系统学（评注版）》（彭子益），继医理篇后，又推出方药篇，包括《长沙药解》（黄元御）、《玉楸药解》（黄元御）、《彭子益评注〈四圣心源〉》（彭子益）、《经证证药录》（王继志）和《伤寒论类方汇参（李可批注版）》（左季云）。

意有千意，理只一条，古中医理论是中医理论的王道之法，古中医扎根于中华传统文化，有其自身独特的理论体系和辨证思维。尽管中医传承之路漫长而曲折，但无法阻挡莘莘学子对古中医的推崇与热爱。本丛书属于开放式丛书，希望在古中医的传承之路上，能够薪火相传，永不停息。

中国医药科技出版社

2023 年 2 月

前　言

　　学习中医最难的就是中医思维的形成和建立，形成中医思维的基础就是对于中医基本理论的认知。中医理论是一个完整的系统理论，各理论间相互连通、相互影响，围绕一气周流理论形成了中医气化系统理论。因此，体现一气周流理论的中医气化系统理论是中医理论的灵魂所在。彭子益从《易经》和河图洛书中悟出了中气的升降旋转，触及了中医文化的源头，对中医的理论基础进行了初步的探讨，完整而清晰地阐述了《伤寒论》的精髓，用气化系统的思维解释和复原了张仲景学术思想，合理地解释了临床上的诸多疑问。

　　《中医气化系统学》1934~1935 年成书于山西川至医专，由其门人邓曰仁记录整理。这本书是彭子益学术理论承上启下的一部重要著作，但是较为遗憾的是，这本书不像彭子益先生其他著作有历史记载，没有收入当时的中医图书目录，也没有在彭子益先生的自序中提到，而是单独成册、命名的一本书。笔者自 2010 年遵师父李可先生嘱托开始追踪彭子益的著作，在艰辛的搜寻过程中，一次偶然的机会，翻阅到了这本书，在翻阅这本书时，笔者激动的心情无法言表，正所谓精诚所至，金石为开。获得了这本书并整理出版，既是为了让彭子益的古中医理论能够通过现代的出版手段发扬光大，更是为了完成恩师李可老中医整理古中医理论的心愿，虽花费重金和无数精力，我们不后悔！

　　在这本书里彭子益解释了圆运动的基本原理，以及"圆运动"一词的由来，更重要的是他用中医的升降气化理论合理完整地解释了西医学的细胞理论，客观地分析了中西医的区别，指出西医有形质诊断的方法而中医没有，但是西医所提出的内科诸病则又全在中医气化原理之中，提出了"中医如在医院之中可以被认可，即可以被世人所认可"，他的这些观点在今天依然是鲜明实用的，可谓先知也。笔者认为，这本书是民国时期西医思维冲击中医思维以来较为客观冷静的一本书，是对古中医文化的自信与底气。

在这本书中，彭子益解释了中医的五运六气理论，简单明了，极易理解，这是彭子益所有著作之中唯一提到和解释五运六气的地方，也是对于中医相火解释极为简洁明了的著作。同时彭子益在书中用中医气化升降理论，根据他提出的"中气如轴，四维如轮，中气旋转为各经升降之根"的理论，综合《伤寒论》《金匮要略》诸方，并对张仲景未列的小儿方、温病方、热伤风方、痢疾方提出了自己的观点，还以中气四维升降的气化理论对这些方子进行了详细的论述，活泼灵动，易于学习和掌握各方的方义，对临床有较大的指导意义。这本书对于圆运动理论体系的完善有着极其重要的意义，是古中医理论思想与古中医原理思维有机结合的开始。得到这本书原稿后，我们即刻进行了整理和校对，作为附录附于《圆运动的古中医学（上下编精校版）》书后，已经和读者见面了。

更为重要的是这本书自身所具有的意义。我们从这本书中，可以详细地阅览到彭子益最早期著作《医学丛谈》中的学术思想，还能够读到彭子益在成熟期的著作《圆运动的古中医学》中的学术思想，这本书的形成标志着彭子益古中医学术思想理论的初步成形。通过阅读这本书，我们可以发现彭子益先生已经摆脱《医学丛谈》阶段中融合黄元御、陈修园和庄一夔等的学术思想，在批判融合并实践的基础上，提出了圆运动的气化理论，并将气化理论详细清晰阐明，就西证中，以中医的气化理论分析和解析西医的细胞学，这标志着彭子益圆运动的古中医理论的初步形成，也彰显彭子益对于自己学术理论的自信。

彭子益在完成了《医学丛谈》的教学任务后，受到了传习班众多学员的推崇，学员们喜而告曰："凡从前无法解决之医书，今日皆有法解决矣，凡从前无法解决之病证，今日皆有法解决矣，专门班诸君，则皆中学毕业生，未曾学过中医之青年，亦谓承祖所编系统学理，较他家医书学理，贯串充足，且易了解。"因此，在众人的鼓励推动之下，彭子益将《医学丛谈》之中的系统学诸篇删繁就简，避深用浅，重编为系统原理篇、古方证明篇、检病篇、选药篇、辨脉篇、金匮篇、伤寒篇、温病篇、小儿妇人疮疡针灸篇、就西证中篇，其主要目的为"务必以精确简括，确能治病，确能了解古医经之所以然，确能养成足以鉴别唐宋以来各家医书是非之眼光为主"，并将其命名为《实验系统学》。这是彭子益学术思想自我成型的转折和初步成型阶段，在收集到这本书后，由张卉冰整理校对完成附录于后，一方面是为了和本书的内容进行互相佐证，其内容结构为今后《圆运动的古中医学》的成书奠定了基础。另一方面我们在这里也想告诉各位读者，彭子益的古中医理论的形成是经过时间和实践的浸润的，在不同的时期有不同的著作，且这些著作是环环相扣，上下相承接。每一部著作的出版都是彭子益理论体系走向成熟的关键一步，都是其前进的一步阶梯，是彭子益先生上下求索，为匡扶中医大厦而呕心沥血的结晶。读者在品读先生之书的过程中，可以详细体会彭子益先生的这份真诚与真情。

　　对本书的再学习后，笔者深有感触。近年来笔者一直致力于中医文化源头理论的研究与探讨，经常思索中西医之间的本质差别，学习这本书之后有很多问题豁然开朗，更为重要的是彭子益先生在理论部分的见解确有独到之处，且有很多观点笔者的认识与其极其相同，笔者与先生虽然相隔几十年，却觉得与先生似曾相识，相见恨晚。品读先生的著作，无法释手，且不时引起共鸣，加上笔者近年来在临床诊治重大疾病的过程中，深刻体会到了古中医理论体系的强大，将人放于天地之中来研究，根据四时节气的变化来辨证，确实能够见病知源，随时根据疾病自身的规律和时空变化来恰当处方。笔者在读彭子益先生书籍的同时，萌生了品读、注解先生书籍的想法，一方面是我个人学习彭子益先生古中医理论的过程，另一方面笔者也将自己的实践经验总结，不秘而公之于世，希望能够对学习古中医理论的中医学者和中医爱好者有所帮助。

但是书中所记录的方子和《伤寒论》《金匮要略》中的方子剂量有较大出入，为了方便读者系统地学习领会，在品注过程中将与方子相关的条文和原方组成剂量列出名列【原文】【原方剂量】，根据李可老先生对于度量衡的考证列出对应的现代剂量以供参考，同时列举我在日常诊疗中的相关案例进一步说明以印证方子的实效。希望通过我的品注，能够使读者更好地体会中医气化系统理论之妙、更好地理解和掌握古中医气化系统的概念、更好地形成和建立古中医理论思维的整体观、更好地去理解天人一体和医易同源的内涵。若能达此目的，哪怕些许，我愿已足！

书中所列方子剂量为笔者临床之用，读者不可盲目照搬。

张宗祥

2022 年 10 月 8 日于济源市李可古中医

学术思想研究院

原理篇

宗祥评：大树再高也离不开根，江河再长也有源头。中医的源头在什么地方？找到了中医的源头，也就是找到了中医产生基础的关键所在。对于中医基本理论的学习也就会拨云见日，入门就会变得容易了。彭子益的这篇著作正是从根本上阐述了中医的医理即气化之理，中医的规律即圆运动的规律，而气化和圆运动的原理来自中国古老的天文历法，来自古人对于天地自然的观察与总结，因此天文历法是地球上各个学科产生的基础，中医也不例外。古人确立天文历法的基础是根据太阳运行的法则来总结。亿万年来，太阳直射的运行轨迹不出南北回归线，正是由于太阳的南来北往、周而复始造就了地球上的春夏秋冬，春夏秋冬的循环往复带来了大气的升降沉浮，大气的升降沉浮形成了天地之间的气化运动，在此气化运动之中造就了世上万物的生存与延续，所以遵循太阳法则以及由此带来的有规律的气化运动是世上万物生存的重要条件。古中医学理论的产生正是古人根据这个规律逐渐总结出来的一个完整的理论体系，《易经》研究天地大宇宙的运行规律，而《黄帝内经》则是研究人体小宇宙的运行规律，因此医易同源、天人一体的概念即是从这个规律而来。《黄帝内经》中的"四气调神大论""阴阳应象大论"是中医思维建立的入门之篇，需要认真品读领会。

正确理解了中医的气化原理，也就理解了中药的四气五味之理，医理与药理才可以自然地融为一体，中医理论的学习才可以更为轻松地去掌握。遵循圆运动规律的气化原理是我们学习古中医理论的依据，是诊断疾病、治疗疾病的依据，是树立正确中医思维和中医思路的理论基础和理论源头，也是养生保健的理论基础，更是中医传承的重要条件和重要方式。

细胞与空气

气化者，空气的圆运动也，自西医发明细胞学以来，中医气化学便可与细胞学上和盘托出。细胞学曰细胞膜、细胞核，核中仁螺旋网状，左旋右转的圆运动，运动则分裂，分裂则增生，一分为二，二分为四，运动不已，增生不已，无论植物动物的个体，皆此无数细胞所集成，物体不同，功能不同，但细胞之组织之行质之运动无有不同是生物的个体为无数个细胞，仍是一个细胞为无数个圆运动，仍是一个圆运动。疾病者，圆运动失常，中医气化学者，恢复圆运动之常而已。

宗祥注： 自西医学进入我国以来，将西医细胞学理论用中医气化理论来解释的，彭子益当属第一人。中医的胸怀是博大的，西医学自传入以来，中医人的态度都是在包容和探索，代表人物有张锡纯的《医学衷中参西录》，彭子益的《中医气化系统学》，但是在理论的探讨和研究上，彭子益更胜一筹。中医学的理论在天地之间，在圆运动之中，在气化原理之中。"疾病者，圆运动失常，中医气化学者，恢复圆运动之常而已"，这是中医对于疾病的认识，也是中医治疗疾病的方法和思路。

细胞者，空气的圆运动所产生。太阳与地面相向，空气即生膨力，相背即生压力。膨则气浮，压则气沉，沉而复浮则升，浮而复沉则降。向背循环，膨压互根，升浮沉降，周而复始，此为圆运动的来源。因太阳是个圆运动，地球是个圆运动，此两个圆运动的个体循环向背为产生万象的原动力，所以一切星云、微尘、水分、生物细胞无不适圆运动。现今世界生物学家已有大多数认为凡生理上各种规律，都在一个原理支配之下，此一个原理即圆运动是生物在地面上所得见到的天空为空气圆运动的一个单位，此个单位地面之上与地面之下各占一半，两半合看为一个圆运动。

宗祥注： 宇宙之大，天地之大，其运行的背后都有自然规律，并接受这一自然规律的支配，而这一自然规律可大道至简地称为圆运动。在《彭子益医学丛谈》等早期著作中，彭子益只是提出了"圆运动"这个名词，在《中医气化系统学》这部著作中，彭子益首次详细阐述圆运动的具体定义，其后期著作《圆运动的古中医学》的"圆运动"的名称及其含义也源于此。对于圆运动一词的解释标志着古中医理论体系的初步形成，这是中医气化理论的表现形式，因此《中医气化系统学》这本著作在古中医的形成历史上具有重要的理论意义。

以空气而言（就北温带言），东升南浮西降北沉，以时间言，春升夏浮秋降冬沉，以一日言，朝升昼浮暮降夜沉。空间为圆运动对待的方位，时间为圆运动流行的道路，生物向太阳而生，左东右西，上南下北，吾人的个体实具有空间时间气化之全。

宗祥注：这是以自然的眼光来看待圆运动的具体体现。

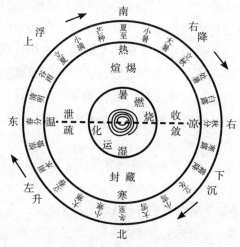

空气圆运动的单位图

全体皆螺旋，中央为起点（注意虚线，虚线为万物化生处）

升降沉浮为一个圆运动的四维，四维之中为一个圆运动的中气。圆运动的个体名曰宇宙，个体的运动名曰造化。细胞者，造化之个体，细胞膜者，个体之四维，细胞核者，造化之中气，核中仁者，中气之起点，螺旋网状者，造化的中气与四维之运动。造化运动先成四维，后成中气。造化生物先成中气，后成四维。人离空气顷刻即死，已离母腹之婴儿，不经呱呱一声即不能活鲜，剖其尸体检查，其肺脏体质与心脏体质无异，无海绵体并不扩满胸部，因未通空气，故无海绵体也。呱呱一声之时，空气与人体中气相通之时，空气由鼻孔压入肺脏，通于中气，行于全身，以起升降而成呼吸，呼则升浮，吸则沉降，呼吸互交，中气用事。空气一年升降一周为一个造化，一日升降一周为一个造化，人身一呼吸即一个造化，非中气大伤不至于病重，非中气灭亡不至于死。凡抱病多年与老年液枯之人，偶遇空气膨力压力骤然增加之时，身体精神必发生一种难言的痛苦，病重之老人与必死之肺病，其死期必在节气前一日与节气之日。是人身的气与造化的空气原是一气，空气骤变，而病重者中气之伤，交节气而死者，中气之亡也。

至于伤寒、温病、霍乱等时行各症，皆此处空气的圆运动受它处膨压力的偏胜的影响以致运动不圆，因而感动人身的圆运动以致失常之故，惟中气不亏之人，自己的圆运动不因空气之感动失其常度，乃不病耳；外感诸病，因自己的中气不足受时气的偏气，以致自己的圆运动失常；内伤诸病，因自己的中气不足受饮食、情感、劳伤等的伤害，以致自己的圆运动失常。外感病病在气化伤及形质，内伤病病在形质伤及气化。中气亏的多则病重，亏的少则病轻，中气复原则病愈。试将细胞切为两半，一半有核，一半无核，无核的一半立即死亡，有核的一半仍能生活，且能自己恢复其圆运动的个体，是中气不但是全体的枢机，且为生命的主宰。

宗祥注：李可老常说，治病需保胃气，顾肾气，有胃气则生，无胃气则亡，保胃气即保中气。黄元御在《四圣心源》中说："中气者，和济水火之机，升降金木之轴，道家谓之黄婆。婴儿姹女之交，非媒不得，其义精矣。医书不解，滋阴泻火，伐削中气，故病不皆死，而药不一生……以故医家之药，首在中气。中气在二土之交，土生于火而火死于水，火盛则土燥，水盛则土湿。泻水补火，扶阳抑阴，使中气轮转，清浊复位，却病延年之法，莫妙于此矣"，由此可见，中气的强弱对于人体的健康与疾病的治疗极为重要、极为关键。中气的旋转升降正常与否是衡量人体健康的一个重要参考依据，张仲景在《伤寒杂病论》中更是处处以顾护中气为第一要义，明白了张仲景顾护中气的方法与用药原则，一部《伤寒论》就可以明了了。中气存在于一切圆运动的系统之中，大到天地四季的循环更替，小到人体气机的升降沉浮，再到每一个细胞的生长与分裂，均离不开中气的存在。用中气理论来阐述细胞运行之理论的，古今中外唯有彭子益一人而已，这个理论不但在当时是先进与合理的，在今天依然是如此，明白了细胞理论根于中气气化理论，也就基本确立了中医的整体观念。通过论述中气的盛衰，指出了疾病的发生根源其实是源于中气的虚亏，维护中气的升降平衡即是治疗的根本大法，中气的恢复程度决定了疾病的治疗和预后情况。

造化在地面内外上下之交，人身的中气在胸下脐上之间，中气之上下左右为四维。已发芽未出土的植物种子发根之芽与发干之芽并非直上直下之形，乃做环抱自然之态，即系先秉造化的圆运动的中气使然，植物中气在根干之交。

宗祥按： 世上万物多有相通之处，援物比类是中医研究自然和利用自然的最佳方式，是形成古中医理论的基础所在。

人身中气如轴，四维如轮，轴运轮行，轮滞轴停。中医张仲景先师著《伤寒论》《金匮》两经，以立中医内科之大法，其妙尽在于此，故中医气化学的生理、药理、病理只是整个的圆运动而已。中医起源于太极图与河图，太极即河图的中气，河图即圆运动的造化之代表，亦即细胞之内容。现在世界的生物学家认为由科学的生机上寻出玄学的造化来，庶几能打破生命之谜。太极图与河图即中国上古最初文化所揭出之科学的生机，玄学的造化因人不知研究，遂为旧到极点。现今世界生物学家的眼光却又群向此旧到极点的范围内去寻生命，凡在北温带的生物便可见世界古今同一造化，同一生理。

宗祥注： 中医与西医根本性的区别就是产生的文化背景不同。中国古老的太极图与《河图洛书》是古人记录和研究自然的表达方式之一，是天地运行规律的高度浓缩，正是有着这样强大的文化支撑，才使得中医具有强大的生命力和常青力。细胞虽小但是依然受气化理论的影响，细胞的生长存亡同样也遵循气化理论的规律。

能在医院中实地证明圆运动时，中医自能见信于世界。

宗祥注： 彭子益在山西曾经提出了办中医院的建议与构想，自己在灵石县任县长之时也创办了全国唯一一所中医院，虽然先生身体力行的践行着自己的中医梦想，但是在当时的情形之下，注定是不会结果的。办中医院的想法一直是先生的心头之愿，在先生任职霍县知事时专门写了"山西考究中医办法议"（载于《彭子益批注四圣心源》书后）一文，提出了办好中医院的三期办法。

此空时合一为造化的个体，乃空气随太阳与地面距离的远近向背的循环所发生的变化，虚线地面内外上下之交，即造化个体单位的中心点。二十四节，四节一气，大寒节起初之气，春分节起二之气，小满节起三之气，大暑节起四之气，秋分节起五之气，小雪节起六之气。所谓一二三四五六者，乃一气圆运动中的六部分作用先后之次序，其实仍是一气。初之气有疏泄作用，二之气有煊煬作用，三之气有燃烧作用，四之气有运化作用，五之气有收敛作用，六之气有封藏作用。初之气温，二之气热，三之气暑，四之气湿，五之气凉，六之气寒。初之气旺于东，二之气旺于南，五之气旺于西，六之气旺于北，三之气、四之气旺于中。初之气应于肝，二之气应于心，三之气应于心包，四之气应于脾，五之气应于肺，六之气应于肾。夫脏者六脏之合，脏伤则人死，故以脏为主，均以气化之作用言，不可执着形质说。

宗祥注：天地为大宇宙，人体为小宇宙。管子曰："四方上下为宇，往古今来为宙"，这是宇宙的定义。宇宙的概念，古人早在几千年前就有定论，形象而直观。本节揭示了人体与二十四节气的对应关系，若读懂的话，过了此节则入中医气化思维的大门矣。

肾脏经气由左上升，膀胱腑经气由右下降成一圆运动。

肝脏经气由左上升，胆腑经气由右下降成一圆运动。

心脏经气由右下降，小肠腑经气由左上升成一圆运动。

心包脏经气由右下降，三焦腑经气由左上升成一圆运动。

脾脏经气由左上升，胃腑经气由右下降成一圆运动。

肺脏经气由右下降，大肠腑经气由左上升成一圆运动。

骨细胞属于肾细胞，膀胱细胞与肾细胞合。

筋细胞属于肝细胞，胆细胞与肝细胞合。

血细胞属于心细胞，小肠细胞与心细胞合。

脂肪细胞属于心包细胞，三焦细胞与心包细胞合。

肉细胞属于脾细胞，胃细胞与脾细胞合。

皮毛细胞属于肺细胞，大肠细胞与肺细胞合。

春季空气有疏泄作用，肝经秉之，胆经与肝经合同主疏泄。

夏季空气有煊煬作用，心经秉之，小肠经与心经合同主煊煬。

长夏空气有燃烧作用与运化作用，心包经与脾经秉之，三焦经与心包经合同主燃烧，胃经与脾经合同主运化。

秋季空气有收敛作用，肺经秉之，大肠经与肺经合同主收敛。

冬季空气有封藏作用，肾经秉之，膀胱经与肾经合同主封藏。

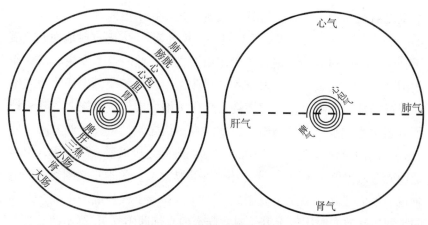

人身气化圆运动图之大概

虚线为人身胸下脐上之间，全图皆螺旋网状运动

六脏六腑经气升降六个圆运动合成一个圆运动，中气在脾胃二气之中而四运于各气之内。中气如轴，四维如轮正指之图。升经降经，左右皆同，升经的主干力在左，降经的主干力在右。在病人身体上实地审查，证据甚多。如胆、肺、胃三经之病属于不降，服过清降胆、肺、胃三经之药，病人身体内必有响声，由右上部发动下行；如肝、肾、脾三经之病，属于不升，服过温升肝、肾、脾三经之药，病人身体内必有响声由左下部发动上行，如病不升又病不降，服过中气的药，病人必先觉得脐上胸下之间元气四泄，不升不降的病同时而愈。气升则血降，气降则血升。血有形气无形，气升血降气降血升，吾人饮食时、大小便时留神，自觉便见得有形之物下降必有无形之气上升也，人死之时痰必上涌，有形之物上来必无形之气下去也，十二经不升不降主病治法与二十节主病治法附本篇之后。

春生夏长秋收冬藏，宇宙的气化如此，人身的气化亦如此。盖生者，生所藏也，藏者藏所收也，收者收所长也，长者长所生也，生又生所藏也。夏至前后太阳直射地面，地面上所受太阳的光热盛满莫容，交秋以后圆运动由浮而降，空气发生压力，将太阳射地盛满的光热收敛于地面，交冬之后空气压力增大，将秋令所收敛的光热压于地下之水中，地面之上冰雪冻合，此时地下水中的光热封藏固密，交春之后圆运动由沉而升，空气发生膨力，将地下水中封藏的光热疏泄于地面，交夏之后空气膨力增大，将春令疏泄之光热膨于地面之上，是为一年的圆运动之终点，长夏以后（长夏即夏秋之交），太阳直射地面光热盛满，又为次年圆运动之始。疏泄作用谓之春，此时草木发生，煊煬作用谓之夏长，收敛作用谓之秋收，封藏作用谓之冬藏，生长收藏之中间气候如焚，天雨时行，起燃烧运化作用谓之中气，燃烧之气降于地下，蒸发地下水分升而为雨耳，此时当三伏之候，土气通调升降极盛（出伏大雨不能透入地下，中伏土气通调升降之机极盛，故大雨入土能透而光热入土能深），故一年之中气在夏秋之交，为本年之圆运动之枢轴也。地面之际，冬至于夏至成一直线，春分于秋分成一平线，万物附土而生。故春时阳气上升（封藏与水内光热即阳气），草木萌芽为一年之始，而上年冬时又为春时之根，冬时之根又来自夏秋之交其后如焚之直射光热，此光热降于地下藏入水中，以远言则为春时之根，以近言则为中气之根。然此直射光热能降于地下藏于水中以成春时之根与中气之根者，又全赖秋时收敛之压力，至秋时收敛之压力能如是之大者，因空气皆金气所包，故压力极强也（此时以五百倍之望远镜窥视天空，星密如气即金气也，吾人肉眼所见星星之大者也，如气之金星秋时为头，故夏时不收敛之作用），人本造化之所生，得造化之遗传性，人身的圆运动来自造化的圆运动，故欲求之人身的圆运动必先能知造化的圆运动，造化一气圆运动中的六部分作用，六气分司在人则六经分司，造化的六气，生人的六经（六经者十二经之合）此六个作用，仰观俯察，内视己身圆运动的个体，此中医气化学之剖解法也，万病之本源也，医方之根据也。

宗祥注： 以上的论述是《圆运动古中医学》原理篇的前身之作。学习中医之六经辨证，认识十二经气的升降之圆运动，是建立中医思维，学习古中医理论、培养中医整体观的重要基础。以自然气机升降的圆运动合于人体的气机升降的圆运动，这是对中医天人一体说法具体化的解释，将人体置于自然之中来研究，通过自然运行的规律来探讨人体生命的运行规律，正是古中医理论的源头所在，如彭子益之言："仰观俯察，内视己身圆运动的个体，此中医气化学之剖解法也，万病之本源也，医方之根据也"，这指出了中医研究的本质，中医学者需要重视。

阴阳五运六气

宗祥评： 在彭子益各期的著作中，此处是唯一一处提到了五运六气的地方。五运六气根于阴阳二气的变化而来，中医无处不言阴阳和五运六气，《黄帝内经·天元纪大论》云："夫五运阴阳者，天地之道也，万物之纲纪，变化之父母，生杀之本始，神明之府也，可不通乎！"几乎同样的语句在《阴阳应象大论》之中已经有了论述，阴阳的概念贯穿于整个《黄帝内经》之中，是中医的灵魂，《易经》通篇只论阴阳，与《黄帝内经》相呼应，医易同源就是两大经典核心论述的阴阳同源，明白了这一点，即可明了医易同源的真正含义。

阴阳，太阳照到地面的光热为阳，已经饱受光热的地面，当太阳已过去与未来之间为阴。阳者万物生命之本，阴者所以潜藏阳气以成生命之具也。阳主火力，孤阳无阴则热死，阴主水分，孤阴无阳则寒死。阳性动动则上升，阴性静静则下降。阳中有阴阳亦能降，在上之阳以能降为贵，在下之阳以升为本体。阴中有阳亦能升，在下之阴以能升为贵，在上之阴以降为本体。故人身十二经，六经由下上行，六经由上下行，由下行上者阳经有三阴经有三；由上行下者阳经有三阴经有三。空气之膨力秉阳性，空气之压力秉阴性，参看植物学自然知阴阳与生命的关系。阳本上升，阴本下降，然不能成圆运动，阳中有阴阴中有阳乃成圆运动也。

木气，春气也，初之气也。此时地面之下水中封藏密固的阳气经冬至而发动（冬至太阳向北面回归，空气之中添起阳气，有阳则动，故引起水中阳气发动）向地面疏泄，草木发生，故初之气曰木。

君火气，春夏之气，二之气也。此时水中阳气升于地面之上，空气暖和，阳升于上犹如君象，火气和暖，故二之气曰火，火即太阳。

相火气，夏与长夏之气，三之气也。此时水中阳气大升，太阳光热直射地面，经每日暮夜收藏之气将此个降入地面，蒸起地面之下的水分，升而为雨，四季之中唯此时升降最盛。上下气交万象茂长，空气炎热如焚，故三之气曰相火。（曰相者，宰相秉国之钧居中极之位，行君之令以通于下，使上下交济而国能臻强固也。生中气者此气，为来年之根者此气。相火之责任大矣）。

土气，长夏与初秋之气，四之气也。造化之气，浮居地面之上，沉居地面之下，升居地面之左，降居地面之右。地者，土也，居圆运动中央，为中气之所在，故四之气曰土。

金气，秋气也，五之气也。此时升浮于地面之阳气与日射地面之光热经太空金气之重压，遂收敛于地面之下，故五之气曰金。考于海军者言，秋后水内温度比夏令大，即空气收敛下降使然，濡湿之物，秋风起则干，亦收敛使然。

水气，冬气也，六之气也。此时地面上光热阳气降于地面下，水居地下善封藏，水气降，降敛地下之光热阳气封藏密固，以为来年之根，故六之气曰水。

运者，运行也。五行各一，唯火有二，六气分司，其实六行，不可认为形质。风，静极而动之气，其性疏泄故生风；热，由下而动于上故生热；暑，太阳直射热之极盛故生暑；湿，上火下水故生湿；燥，湿气收敛故生燥；寒，阳气下藏于地下，地上阳气微少故生寒，益寒则益藏。

六气者，五行整个的圆运动。运动不圆时偏见之气，偏则为邪，在造化为邪气，在人身为病气，但偏虽为病气，圆则为元气，同一气也。因其为病而除去之，病气去元气亦去矣，故治时气病以调之使复原为妙（此理少有知者）。

五行六气统于阴阳，造化所从成，人身所从出入。人身一小造化，故中医无处不言阴阳、五行六气。

宗祥注： 阴阳五行如天道的运行可感觉到而触摸不到，它是中华元文化的基础，能完整体现阴阳五行之元文化的非古中医莫属，但是由于千年来对于源头文化的丢失，连我们自己都无法来讲清楚、讲明白中医的根本原理，五运六气将自然阴阳合于人体阴阳，将自然五行合于人体五行，天地相应，人居中而自然与天地相应，这是真正认识阴阳五行基本原理的基础所在，也是预测与治疗疾病的方法所在，彭子益对于五运六气的论述虽然不多，但是一语中的："六气者，五行整个的圆运动。运动不圆时偏见之气，偏则为邪，在造化为邪气，在人身为病气，但偏虽为病气，圆则为元气，同一气也。因其为病而除去之，病气去，元气亦去矣，故治时气病以调之使复原为妙（此理少有知者）。五行六气统于阴阳，造化所从成，人身所从出入。人身一小造化，故中医无处不言阴阳、五行六气。"读之颇有拨云见日的感觉，可细品之！

甲乙木，丙丁火，戊己土，庚辛金，壬癸水，甲阳乙阴，丙阳丁阴，戊阳己阴，庚阳辛阴，壬阳癸阴，曰甲乙丙丁云者，分别阴阳之符号也。阳经能升者阳经之本性，阳经能降者阳中有阴也；阴经能降者阴经之本性，阴经能升者阴中有阳也。

宗祥注：五行化阴阳为天干，六气化阴阳为地支，天干地支本为一体，合二为一，五运六气即是如此而已。

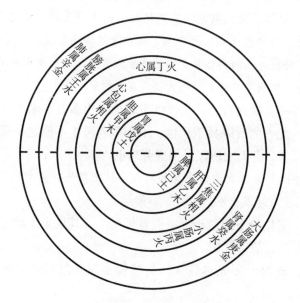

十二脏腑分属五行之图

一阴一阳成一圆运动，虚线以上主降，虚线以下主升，
故中医无处不言阴阳五行六气

现在倡废弃中医阴阳五行六气之论者，可不必与之辩！

宗祥注：简单的一句话，透露着对于传统中医文化的自信。曾经有人说不与无知者争、不与无知者论，在那些要废弃中医、否定中医阴阳五运六气的崇洋媚外者大行其道的时候，与他们争论就是对牛弹琴、浪费时间。先生深深地知道中医的理论，中医的阴阳五运六气是天地之大道，中国文化的万古长青也是建立在这个大道之上，冬天挡不住春天的温暖，乌云无法永远的遮蔽太阳是永恒的道理，"不必与之辩"，此语言轻，却其声嘹亮，直透云霄！

人身乃一湿润之体，寒气与热气和合则温，燥气与湿气和合则润，故火性热水性寒，而心经丁火主气不以小肠丙火为从气而以肾经癸水为从气；膀胱经壬水主气不以肾经癸水为从气而以小肠丙火为从气。金性燥土性湿，而大肠经庚金主气不以肺经辛金为从气而以胃经戊土为从气；脾经己土主气不以胃经戊土为从气而以肺经辛金为从气。寒热交替，燥湿调停，所以温润得中谓为平人。平人者，寒热燥湿不偏一气和平之人也。热多寒少病则见热，寒多热少病则见寒；燥过于湿病则见燥，湿过于燥病则见湿。寒热燥湿乃本身个体原有之气也。

宗祥注：人体经气的升降平衡、寒热燥湿各从其经，则为平衡之人，百病不生，任何一气的偏盛都是疾病产生的根源，因此通幽解闭，以平为期是中医治病的根本原理与治病大法，在此明言。

五行各一，唯火有二，是火气本较他气为多，本来多者而医生乃欲使之少，此人之所以易于死也；本来多者医生不使之秘藏其多，反使之暴露其多，此人之所以易得虚劳病也。

宗祥注：人身之火即是人身的阳气，维护阳气，使之秘藏，减少阳气的消耗则生命可以长寿。

厥阴，阴位于下阳位于上，厥者极也。言其气来于地下而当太阳光热甚微之时，故称厥阴。

少阴，此时太阳光热较多，虽然较多而其气仍来自地下，故称少阴。

少阳，阳位于上，此时阳气虽盛，下降不多，故称少阳。

太阴，此时之气自下而来，地面之上太阳光热虽多，尚未降到地下，而地下就有光热业已全升上来，中气之下寒气甚重，故称太阴。

阳明，此时地面之际，湿气清肃，阳气旧下，故称阳明。

太阳，阳位于上，此时之气全由上来，故称太阳。

宗祥注：学西医要先记住细胞、病毒、组织等名词，这是学习西医的基本方法，而学习中医者，则必须要将太阳、阳明、少阳、太阴、少阴、厥阴之六经的名词记牢在脑子之中，这是中医的基础名词，是建立中医思维的起点之一，言中医必言六经，这是建立中医思维的重要概念，六经的经气变化强弱与自然温度变化的强弱有着异曲同工之妙。仔细理解这段话，体会天人一体的含义，可以开启中医思维、中医思路方法之门。

来于阴位者，病则阴长阳消；来于阳位者，病则阳长而阴消，脏阴而腑阳，故阴气病在脏，阳气病在腑（参看六气图）。

　　宗祥注： 人身之病总在阴阳的消长之上，明白脏阴而腑阳的道理，也就大致掌握了调和阴阳的手段。

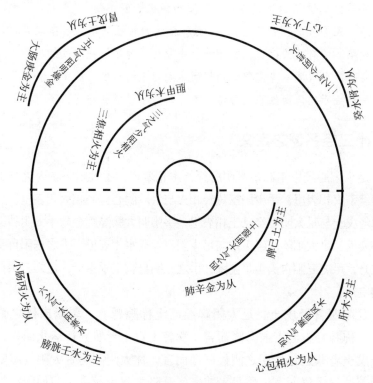

十二脏腑分属六气之图

也称为阴阳五运六气图

脏腑经络之命名

　　脏者，藏精气而不泄，腑者，传化物而不留。脏者藏也，腑者化也。太阳光热照于地面，太阳过去，地面之阴气将太阳照地面之光热静而藏之；太阳过来，将地面阴气动而化之。阴性暗阳性明，暗则藏明则化。人秉空气之阳性而生腑秉空气之阴性而生脏，故脏色暗而腑色明，脏主藏而腑主化，化者化其所藏，藏者藏其所化，故中医古法曰：脾与胃相表里，肺与大肠相表里，肝与胆相表里，肾与膀胱相表里，心与小肠相表里，心包与三焦相表里。经络如传电之线，脏腑如储电之瓶。人身上下内外皆各脏腑的经络所流通所包绕，故经络病久则牵及脏腑，脏腑病久则牵及经络，细胞之网状即经络也，细胞核中之小核即脏腑也。

宗祥注： 脏腑的生成与自然阴阳的变化紧密相关，"人秉空气之阳性而生腑，秉空气之阴性而生脏"，而脏腑之间相互联系的经络即是阳气行走的通路，所有的治疗、保健、养生手段均是为了维护阳气的通行线路不受阻碍，最大限度减少阳气的消耗而达到健康的目的，所谓大补阳气之说不过是噱头而已，而细胞生命结构不过是缩小了脏腑经络，不可不知。

十二经名词之定义

足少阳胆经甲木与足厥阴肝经乙木相表里，手太阳小肠丙火与手少阴心经丁火相表里，手少阳三焦经相火与手厥阴心包经相火相表里，足阳明胃经戊土与足太阴脾经己土相表里，手阳明大肠经庚金与手太阴肺经辛金相表里，足太阳膀胱经壬水与足少阴肾经癸水相表里。手之三阳自手走头主升，足之三阳自头走足主降，手之三阴自胸走手主降，足之三阴自足走胸主升。

足阳明胃经戊土、足太阴脾经己土称脾胃者，单指肉体之脏腑而言，称脾经胃经者兼升降而言，称脾土胃土者兼五行运化而言，称己土戊土者兼运化作用之阴性阳性而言，称太阴阳明者太阴气湿阳明气燥兼湿气燥气而言，称足者兼经气升降之起止而言。假如脾经不升之病单称脾脏不称脾经。脾乃肉体，如何能移动而往上升？土气作用运化全身，假如有土气不运化之病单称脾脏，脾乃肉体如何能运化全身？他经仿此。

此十二经名词须字字记熟，如不记熟则学理无着落。

宗祥注： 十二经之六阳经与六阴经互为表里、互为圆运动，必须熟记于心，这是中医对于疾病认识和转变的依据，特别是一些疾病的发生，正是由于表里相传而导致，比如太阳病误治之后可能会造成表邪内陷的疾病发生，现如今出现许多感冒后发生表邪直中少阴的患者，比如陷胸汤证，西医则称之为急性心肌炎，而抵当汤证西医则称之为急性肾炎，按《伤寒论》中太阳病篇的立法，治疗方法极为简单，发病之初完全可以达到覆杯而愈的效果。

五行相生之理

春气由冬气而来故曰水生木，夏气由春气而来故曰木生火，长夏之气由夏气而来故曰火生土，秋气由长夏之气而来故曰土生金，冬气由秋气而来故曰金生水。行者运行也，非形质也，一气运行而有先后之分，故曰五行相生也。

五行相克之理

收敛之气制疏泄之气故曰金克木，沉寒之气制浮热之气故曰水克火，浮热之气制收敛之气故曰火克金，疏泄之气制运化之气故曰木克土，运化之气制沉藏之气故曰土克水。唯火胜土乃克水，火气过盛土气燥热，空中润气为燥热之气所吸收故也，一气运行行而有制止调节之作用，故曰五行相克也。

宗祥注： 阴阳五行理论是中医理论的源头，是古中医理论的灵魂。五行的生克与自然气机的变化相对应，自然气机的变化则源于太阳的移动变化而变化，太阳的移动又影响了阳气的强弱变化。

孔子以阴阳五行论人理、老子以阴阳五行论物理、管子以阴阳五行论政理、庄子以阴阳五行论述自然之理、孙子以阴阳五行论兵法，阴阳五行的来源源头是解决这些问题的关键，从中医的角度去理解会比较直观，即阳气的变化是阴阳五行形成的基础，而人体小宇宙阳气的变化与自然大宇宙的阳气变化同心同源，全部根源于太阳的移动而引起自然阳气的变化。《易经》研究自然大宇宙的阳气变化、《黄帝内经》研究人体小宇宙的阳气变化，这也是"医易同源"说法的基础来源。

五行六气生克之特性

木本生火，木病生风而不生火，盖生火之气即生风之气也，风愈盛木愈虚，风气盛木气绝。木郁生热者，火为木之子气，热为火之病气也。木本克土，木病则升降不遂，无不郁而克土。

火本生土，火病则生热而不生土，盖生土之气即生热之气也，热愈盛火愈虚，热气盛火气绝。病内热而多食善饥者，非土气之旺，乃风木之邪耗却津液也。火本克金，火病则逆腾于外，无不克金。

土本生金，土病则生湿而不生金，盖生金之气即生湿之气也，湿愈盛土愈虚，湿气尽土气绝。土本克水，土如病燥则克水，土湿则不能克水。

金本生水，金病则逆，不生水而生燥，盖生水之气即生燥之气也，燥愈盛金愈虚，燥气尽金气绝。金本克木，金病则逆，逆则肺气闭塞木气不能升降，故金克木，如金气能行降敛之令，金气清通木气不为所滞则木气舒畅，金虽克木，适以调木。如金逆木滞，愈滞愈郁则疏泄大作，金愈不能收敛而愈逆，祸乱相寻，永无和平之日矣。

水本生木，水病则生寒而不生木，盖水中有火然后生木，水寒克火而木气无根，故不生木也。水本克火，水病则寒生无不克火，克力之大人死之速，无有过于水克火者矣，因火去则中气亡也。

宗祥注： 阴阳五行的变化带来了六气的变化，疾病的发生则是由五行六气的失调而导致的，此段是彭子益五运六气具体化的论述，可以参照《素问》中关于五运六气的论述来学习。

寒热

热必上浮寒必下沉。浮必生热沉必生寒，动浮静沉，此寒热之本性也。但见本性即无生命，必寒中有热热中有寒，不见本性乃有生命。热性属火寒性属水，水位在下火位在上。

火中有液，有液则降，水中有气，有气则升。火下降则水中有气而寒有热矣。水上升则火足有液而热中有寒矣，斯时也并不见寒亦不见热是为平人。升降之机全在中气，但中气所以升木降金，木金所以升降水火，此治上热下寒之大法。如内寒者外必热（以温内寒为主），则阴盛于内逼阳于外，不知归阳但是清热，愈清愈热，热气极阳气亡矣。如内热者必外寒（以清内热为主），则阳盛于内隔阴于外，但知温寒愈温愈寒，寒气极阴气亡矣。见外热审其有无内寒，见外寒审其有无内热，此治内外寒热之大法也。上下内外四字，外兼上言，内兼下言。

宗祥注： 寒热一分，人就出现了病象，中医说以平为期、寒热平衡则人无病矣，其治寒热偏盛之法即为"见外热审其有无内寒，见外寒审其有无内热，此治内外寒热之大法也"。

燥湿

燥湿二气平匀调和则无所谓燥病亦无所谓湿病，燥胜湿则病燥，湿胜燥则病湿，燥湿分离则又病湿而又病燥，皆中气之虚也，燥湿之平匀调和者，中气之力也，此燥湿之易治者也。燥有热亦有寒，热燥易治寒燥难治。湿有寒亦有热，寒湿易治热湿难治。至于治燥不可伤气，治湿不可伤津，则又有关系乎生死。热燥与寒湿易治者，气虽异性则同也。寒燥与热湿难治者，气异性亦异也，异则关系之重，不止一方而且彼此抵触，是在能把握中枢以消息，不可孟浪以价事。其治燥不可伤气者，因气为生津之原，治湿不可伤津者，因湿之所在津液不生也。治热燥之法，在清调中气以润金气，治寒燥之法，在温养中气以润金气。燥易结塞则开结通寒，又须善为兼施。寒结可攻，虚结不可攻也。治热湿之法，在清调中气以疏木气敛金气，治寒湿之法，在燥土气兼补气以生津也。

宗祥注： 人体 70% 以上为水液构成，因此刘力红在《思考中医》中言道："治病即是治水。"由于人体气化的正常运行，气机上下升降平衡，健康之人不会表现出燥湿之气独现的症状，如果气机升降失去平衡，会导致人体水液分布的不均衡则人病，出现口干、便秘或者汗出失调、小便频数、溏泄等症状。

人病湿则湿邪上下流动而无定处，如与风邪、寒邪相掺和则使人出现疼痛和身体沉重，湿邪随气机的上下运行作乱，如要治湿，首先需要以中气的升降为基础，以中土的健旺为根本治疗大法，切忌见湿而治湿，不以中医系统方法来考虑，妄用祛湿药物而伤其本气导致病情缠绵不去，逐步加重病情。

人病燥则首先伤肺，滋阴降火之法为治标之法。燥气初生必起于阳明，温润阳明，补土生金为金气生生之源，一味地使用寒凉滋阴不是正法，以气机升降系统的方法来思考，用敛阳引火、补土伏火，适当配以治标之药物方为治燥气病的方法。

彭子益先生论述极为精确，须认真加以辨证判断疾病根源，其治法须谨遵先生上述法度而不会出错。

暑

暑者，相火之气。相火者，生土之火也。君火者，丁火也。肾属水而心属火。水中阴气升于乙木乃化丁火，而癸水却与丁火同居一气。丁火既由癸水升化而来。水性克火自然之势，故君火常弱无生土之力，相火不然也，相火主气为三焦，从气为胆经甲木，又有心包相火与厥阴乙木同宫，甲木乙木皆能生火，故五行之中相火之气独多，相火之气独大，唯其大也多也，故降入水中能生中土为中气之根本，唯其大也多也，故一旦不降则燔心烧肺烧热非常也。上部热盛之时即下部寒起之时，正中气存亡关系之时。中气在二土之间为相火下降至枢轴，相火降则中气运，中气运则相火降，相火与中气交相为用，其机至速，所以夏月病暑，无论阴证阳证皆是虚证。暑者即相火不降散漫熏炎之气也。夏时空气中暑气正旺，同气相感故盛夏病暑。唯肺气清降收敛以下行中气，不虚之人则不病耳。冬月无汗而大便干，夏月汗多而大便溏，冬月相火藏于内，夏月相火长于外也。冬月净水有温气，夏月有凉气，内温外必凉，外温内必凉。夏月唯肺经喜凉，暑则伤肺之故。春生夏长秋收冬藏，造化自然之序。长者，宣发通畅之意，故盛夏出汗，身体乃快，如盛夏无汗血液不能宣发通畅交秋收敛必生滞塞，血液滞塞运动不圆，冬藏之气亦不能固矣。阴证阳证皆是虚证者，阳证暑气弥漫于肺胃，热在中上，寒在中下，阴证暑气散失相火湮消，上中下皆寒，故皆虚也。暑证病实可下者甚少。

宗祥注：暑热为生中土之本，暑热正盛之时，下焦必然虚寒之极，因此先生言夏月病暑，无论阴证阳证皆属虚症，虽尽显热象，但不可妄用攻下，否则必伤根本。伤暑肺先受累，治疗上总以顾护胃气、散阳明湿热为根本治疗大法，免得肺金失去生化之源而铸成大错，可参考白虎汤类、竹叶石膏汤等方剂，细心体会其组方之精髓则会真正理解伤暑之类疾病的治疗原理。先生所论贴切，须仔细斟酌。

风

风者，百病之长，五脏之贼，病热则助热，病寒则助寒，病湿则助湿，病燥则助燥。风者动而不得其正气液。乙木之气由左上升，甲木之气由右下降，木气不病则各经之气皆得安位，木气一病，则煽火耗水克土侮金，无恶不作。木之病风却又有四个原因：木生于水者，生于水中之温气泄精伤肾，水中温气损失，生气不足升不上来，郁而为病是一原因也；阴液亏耗木气枯焦，下焦少吸收之力则木气强而上冲，冲则阴败阳亢而病风又一原因也；木主疏泄，金主收敛，金能收敛则甲木右降，疏泄不至偏胜，故不病风，金弱不收甲木上逆，乙木既升甲木又逆，有升无降是以病风又一原因也；甲木右降乙木左升，全凭中气，土湿中虚旋转不灵，木为湿土郁遏，升降不遂亦能病风又一原因也。人身一温润之体，寒热平则温燥匀则润，但四气之平匀全赖中气冲和，然后升降无乖，风病不作。中气不足，升降倒行，病日积久未有不病风者，所以仲景先师于虚劳诸不足之病，唯治木气与中气也。世之医家必见口眼歪斜、手足抽动，乃谓之风，于无形之风少有知者，至外来之风，直入人身作病乃下愚之言。

宗祥注： "风为百病之始"这句话在《黄帝内经》之中重复了多次，后世医家对这句话的引用多达几百次，对于"风"的理解几千年来基本上停留在口头上，大家也共同认可这个说法，但是"风"的含义到底是什么，风在哪里？如何生成？人体内的风到底如何去界定？它与自然界的风有什么样的内在联系？这些问题如果不能彻底地搞清楚，那么对于"风"所致的各种千变万化的疾病就无法有效准确的去判断发病根源，更莫谈去治愈了。

中医天人一体的出发点是研究人体与自然之间联系的重要理论基础，要研究人体之内风，必要明白自然之外风的各种状态。八风是中华文化、中医文化独有的概念，在《黄帝内经》和先秦的诸子百家之中均有论述八风的记录。《黄帝内经·灵枢·九宫八风》讲明了八风来源于八节，八节即冬至、立春、春分、立夏、夏至、立秋、秋分、立冬，在《素问·上古天真论篇》中言："处天地之和，从八风之理"，同样的话语在《礼记·乐记》之中亦有出现，这是中国文化中人与自然相统一的写照。"八风"的概念在《黄帝内经》之中多次出现，比如《素问·移精变气论篇》之"去八风五痹治病..."；《素问·玉版论要篇》之"八风四时之胜，终而复始"；《灵枢·官能》之"四时八风，尽有阴阳，各得其位，和于明堂"；《灵枢·九宫八风》之"八风皆从其虚之乡来，乃能病人"；《灵枢·九针论》之"八风伤人，内舍于骨解腰脊腠理之间，为深痹也"。所有这些论述，均揭示了人体之内风与自然之外风有着紧密的联系和运行规律，在历代各种学术的研究上，"风"都是一个不可或缺的因素，这里不做具体论述。

正风养人，邪风伤人，这是《黄帝内经》中的重要结论，与八节对应的风向为正风，由此可知邪气致病为不及与太过，现代人们在充分享受科技所带来的便利之外，也人为地造就了邪风，比如夏季吹空调则是气之不及，因为吹空调而导致的各种寒痹，皆为不及之病，冬季暖气过热是气之太过，冬季本应收藏，因为过暖而导致各种燥火之病皆为太过之病，正如《素问·上古天真论篇》中所述遵循"虚邪贼风，避之有时 ... 病安从来"，这才是生活与生命的合理方式。

六气从于八节之中，六经皆可以感受风邪，明白自然八风对于人体内在内风的影响，对于各种"风"病的治疗就可见病知源了。风致百病，准确地说是邪风致百病，有八种正风，就会有八种邪风，八种邪风中于人体就会引起多种疾病，这在《灵枢·九宫八风》已经做了详细的论述，对于八种正风、八种邪风的判断和八种邪风所引起的疾病都做了较为详细的总结。

（1）正风与八节的对应关系

春分，对应正东风；

立夏，对应东南风；

立春，对应东北风；

春分，对应正东风；

立夏，对应东南风；

夏至，对应正南风；

立秋，对应西南风；

秋分，对应正西风；

立冬，对应西北风；

冬至，对应正北风。

（2）八种邪风判断标准

春分，西风为邪，南风北风亦为邪；

夏至，北风为邪，东风西风亦为邪；

秋分，东风为邪，南风北风亦为邪；

冬至，南风为邪，东风西风亦为邪；

立春，西南风为邪，偏离东北的风均为邪；

立夏，西北风为邪，偏离西北的风均为邪；

立秋，东北风为邪，偏离西南的风均为邪；

立冬，东南风为邪，偏离西北的风均为邪。

（3）八种邪风与其致病的对应关系

冬至南风为邪，内伤心外伤血脉，主热性疾病；

夏至北风为邪，内伤肾外伤骨与肩背之筋，主寒性疾病；

春分西风为邪，内伤肺外伤皮肤，主燥性疾病；

秋分东风为邪，内伤肝脏外伤筋节，主湿性疾病；

立春西南风为邪，内伤脾外伤肌肉，主虚劳性疾病；

立夏西北风为邪，内伤小肠外伤手太阳经脉，容易暴死；

立秋东北风为邪，内伤大肠外伤两胁肋、腋下、骨骼及肢体关节，主寒性虚劳疾病；

立冬东南风为邪，内伤脾胃外伤肌肉，主身体沉重。

"风性善行而数变"应该理解为来自不同方位的风所致疾病都不同，古时对于风邪致病有多种分类，多种叫法，种类繁多的论述让人无从着手，不明其根源。由上述八种邪风致病的对应关系，我们可以看出，各种时证和瘟疫的发生都可以总结为气之不及与太过，而五运六气的研究基础与八风的对应关系密不可分，明白了八种正风与邪风的关系则治疗所有因风邪而导致的疾病就相对容易了。虚邪贼风，避之有时，处天地之和，从八风之理，是保证我们不受外邪的侵害的重要方法和根本的养生方法。

五脏	肝	心	脾	肺	肾
五生	筋	脉	肉	皮	骨
五荣	爪	色	唇	毛	发
五官	目	舌	口	鼻	耳
五主	色	臭	味	声	液
五情	怒	喜	思	悲	恐
五声	呼	笑	歌	哭	呻
五味	酸	苦	甘	辛	咸
五液	泣	汗	涎	涕	唾
五臭	臊	焦	香	腥	腐
五色	青	赤	黄	白	黑

郁则现，败则现，皆秉造化升浮中降沉之气使然，以下情声液味臭色同此。

荣卫

荣者，人身由内而外之气，卫者，人身由外而内之气（内字兼下字言，外字兼上字言），由内而外者，疏泄之气，春夏木火之气也，有发荣之意故曰荣。由外而内者，收敛之气，秋冬金水之气也，有卫护之意故曰卫。荣性本热，卫性本寒，荣气疏泄有卫气收敛以交之，木火之中有金水则荣不病热。卫气收敛有荣气之疏泄以交之，金水之中有木火则卫不病寒，此荣卫之合也。荣离卫则郁而病热，卫离荣则郁而病寒，此荣卫之分也。合而忽分则病作，分而仍合则病愈。中气伤则荣卫分，中气复则荣卫合。中气者，荣卫之根本，荣卫者，中之外维。荣卫者，十二脏腑公共结合之气之行于经络溢于皮肤者也。脏腑主一身之里，荣卫主一身之表，故凡外感之病，不论伤寒温病，无不由荣卫病起，一见恶寒发热便是荣卫由合而分，中气未有不虚者，调解其分以求归于合，未有不顾中气而能收效者，但荣卫之由合而分，虽有中气不足，亦必有有所感伤，感空气中之寒气则伤荣，感空气中之热气则伤卫。寒伤荣则卫郁而不交荣，热伤卫则荣郁而不交卫，荣卫交合，如环无端。寒伤荣则疏泄之气减少收敛之气加多（风伤卫则收敛之气减少，疏泄之气加多），一少一多，加多之气与减少之气不能通过，故荣郁而现其本性则发热，卫郁而现其本性则恶寒也。空气中之热气性本疏泄，与人身荣气同气，故热不伤荣而伤卫。空气之中寒气性本收敛，与人身卫气同气，故寒不伤卫而伤荣，此天人自然之气化原如此也。当其一伤一郁之时，恶寒发热病在荣卫不在脏腑。荣卫主表脏腑主里，病在表时顾中气以调荣卫，荣卫复合汗出病解。汗者，荣卫分离时所停之气水与荣卫复合时所生之津液也。医家发汗之说误人不少，古今同然。病在表时不由汗解则里气内动而荣卫内陷便成大病。腑阳内动则荣热内陷入腑而里气亦病热。脏阴内动则卫寒内陷入脏而里气亦病寒。里气病热，脏阴复则病愈，脏阴尽则人死，里气病寒，腑阳复则病愈，腑阳尽则人死。表热入里者半死半生，表寒入里者九死一生。名曰表病入里其实是乃中气败而里气自病，表里皆偏，偏绝则死耳。热之伤阴其性缓，去热救阴易（若将津液伤损，外感愈后便成痨证），寒之伤阳其性急，去寒救阳稍迟即逝也。至于荣热外郁而脏寒反动，卫寒外郁而腑热反动者亦复不少，盖愈郁愈盛，愈盛愈泄，荣分木火之气泄伤，自然阳亡而寒生。愈郁愈盛，愈盛愈闭，卫气闭而不开，里阳莫达，阻燃阳遏而燥起。伤寒温病皆起于荣卫而终于脏腑，仲景《伤寒论》之乱于后人者，未将表字全属荣卫，里字全属脏腑故也，至于内伤诸病，只重在十二经之本经，因荣卫为十二经之精华，降气足则卫气足，升气足则荣气足。降气司令在肺而关门在胃。升气司令在肝而关门在脾，调脾胃以升降肝肺，荣卫自旺也。卫本降也，阳弱则陷，荣本升也，阴弱则冲，故卫与荣又当阴阳并重。卫阳者，气也，荣阴者，血也。荣卫气血一化生斯圆运动而身体强健矣。

宗祥注： 人体荣卫平衡，疏泄则平衡，也能与自然相处和谐，人就不生病。荣气疏泄，卫气收敛，一内一外，寒热调停，人体温度恒定，所以人从出生到死亡，体温都基本恒定，即所谓恒温动物。疏泄为升，收敛为降，升降之间成为一圆运动，因此荣卫一病就出现寒热现象，治不得法，邪气则会逐步深入，也可以说荣卫病为万病之源。荣卫调和也就成了疾病治愈与否的判断标准，桂枝汤被称为群方之祖也是因为它是调和荣卫病的基本方，关于桂枝汤，后面有专门的论述，在此不多言。彭子益先生将荣卫的特性与脏腑的关系、荣卫病的治疗方法讲述地颇为清楚，可仔细品读。

奇经八脉

奇字读为奇者，不偶之义，十二经皆一阴一阳成一圆运动，唯此八脉无偶，故称奇经。奇经八脉，督脉、任脉、冲脉、带脉、阳跷脉、阴跷脉、阳维脉、阴维脉也。十二经脉如江河，奇经八脉如湖海，江河盛满，然后溢于湖海。故本篇不论奇经。

宗祥注： 地球有经线与纬线，那么相对于人体来说，则有十二经与奇经八脉，奇经则可以理解为非经，奇经八脉意思则为非经线而是纬线，八脉交与经线的八个交点与八方相对应，历史上对奇经八脉的论述不多，李时珍在《奇经八脉考》中言道："正经犹夫沟渠，奇经犹夫湖泽，正经之脉隆盛，则溢于奇经。故秦越人比之天雨降下，沟渠溢满，霶霈妄行，流于湖泽，此发《灵枢》《素问》未发之秘旨也。八脉散在群书者，略而不悉",这论述了八脉的走向和基本生理,但是对于奇经八脉的出处没有谈及,目前也没有完整地论述八脉疾病的著作。失去源头则失去了对其本义的根本了解,这在中医经络理论上是一个巨大的缺失,有待于我们后人将其完善补充。

总结

不明了生物无从得见造化,不明了造化无从得知生物。空气圆运动,生物之父母也。细胞的圆运动,之的遗传也。二十四节气动静有序,五行六七升降有微。学者须将人身与诊认为实在是一,绝不是二,将一个圆运动的造化缩成一个圆运动的细胞看,将一个圆运动的细胞构成一个圆运动的造化看,将人身无数个圆运动的细胞合成最初的一个圆运动的细胞看,愈简愈易然后知中医造化同德也。《内经》云,黄帝问于岐伯曰:地之为下乎?岐伯对曰:地者,人之下太虚之中也,大气集之也。《内经》又曰:肝之左,胆也。是上古时中国之医学家已经明了了太阳、地球的运动,已经明了了人身内部之构成,唯肝经气化作用以身体之左为主,遂给予今世诟病中医者之口实,以为左肝右肺显然胡说,尚何医学之足云,此皆中医集造化同德是说气化,人不知道之故,即如欧西生物学家谓树木深秋落叶冬时眠睡而不得眠睡之解,以为奇怪,其实何曾奇怪,无非造化春生夏长秋收冬藏的圆运动。树木春时在生的运动中,夏时在长的运动中,秋时在收的运动中,冬时在藏的运动中。藏者,造化的阳气降于地下,藏于树根以待春时升发、夏时茂长而已,秋时空气复将树木茂长之时所有升到树梢的阳气收敛下降,由长而收,故秋时落叶,由收而藏,故冬时眠睡。人于眠睡之时,相火下藏,凡醒小便必带赤色即是相火下降之故,醒来精神如长亦与树木之生长收藏无异,故《易经》论造化必曰:仰观于天,俯察于地,近取诸身,远取诸物也。试取近十年间欧西生物学家著作读之,多有将生物的根源向造化上去寻找者,殊不知造化的中气系在地面内外上下之交,生物即由中气产生,故虽找寻仍寻找不着耳。

宗祥注: 此节总结前面各段,强调人与自然的高度统一,诠释天人一体的真正含义。

细胞原形质为脂肪与蛋白质混合运动之半流动体,脂肪能燃烧,蛋白质富含水分，水分水也，燃烧火也。水性下沉，蛋白质秉造化之阴气也，火性上浮，脂肪秉造化之阳气也。脂肪与蛋白质混合而成圆运动，是火气下降水气上升也。水气上升秉阴气中之阳气也，火气下降，秉阳气中之阴气也，阴中之阳木气也，阳中之阴金气也。升浮沉降周而复始乃有中气土气也。一个细胞的圆运动必有一个上下左右中，即有一个水火木金土，现在欧西生物学家将生物死体用化学方法分解化验以寻找生物的生命，见死体之内尽是氧氢氮碳等毒质，脏腑内尤为显著，惊为奇事，谓生命乃在毒质之中。夫氢气能燃烧，其性浮，氧气能助燃烧，其性升，氮气能制氧气，其性降碳气往下，其性沉。此四毒质本含在空气之中，空气生物全在圆运动，运动既圆，四毒质即交互变化而成中和，中和者，生气也，毒质者，偏而不中分而不和也。生物细胞圆运动则生，不运动则死，因不运动则毒则死也，所以化验死体尽是毒质。空气为生物的父母，生物的毒质本为空气所赋予，赋予时是圆运动，化验时是不运动耳。氢气即火气，氧气即木气，氮气即金气，碳非水气，水居土下，碳亦居土下，五行言水不言碳者，水能藏气，碳不能藏气也，然中医言肾属水肾主骨，肾病则现黑色，骨富碳素，碳色为黑，五行虽言水不言碳，而取下沉于土下之意，则未曾不同。水中有火便能化气运行，碳不能运行故五行不言碳而言水也。氢气浮在土上，碳气沉在土下，氧气由土下上升，氮气由土下下降，浮沉升降交互变化而成中和，土气居浮沉升降之中为生命之所从出。五行言土气亦与化学言中性无异，特化学只能取证于死后，中医却能了解于生时，不过中医取得的证据全在病人服药后之自白上、与疾病之转变上、与空间时间之现象上，不能在化验室取得，所以有人谓生理解剖学谓死理解剖学，以其死后解剖所得，除实质上少数证明外，皆与生人病理无关也。

宗祥注：以中医气化系统理论来谈明生命细胞之理，古今第一人也。

圆运动者气化之常，气化失常则运动不圆。若形质滞塞与形质伤损，气化运动亦不能圆。形质滞塞则气化不通，形质伤损则气化将竭。气化之病因形质关系而增重甚多，于切脉与望闻之外，以西医形质诊察各种方法补助诊断则万全矣（中医诊断形质的方法无有），至于西医内科诸病则又无一不在气化原理中也，以中医气化原理解决西医内科各病所以然即可。

宗祥注： 正确的理论可以应用于实践，并能解释实践之中遇到的问题，这是一个正确理论存在的基础，圆运动的气化系统理论形成几千年，可以解释和指导中医实践中的问题，先生可谓先知矣！

此原理只需一星期功夫便能记熟，以后各篇一见即能了然，原理如字母，以下各篇如拼法如文法也。

宗祥注： 磨刀不误砍柴工，中医学者应从学习理论为先，明理是学习中医的第一步，掌握完整的理论体系，建立正确的中医思维，对于中医方剂的理解和疾病的诊治具有决定性的作用，不可不知。

古方证明篇

理中丸

人参即野党参三钱　土炒白术二钱　炙甘草一钱　干姜一钱

宗祥注：本方出于《伤寒论》，共涉及条文两条。

【原文】霍乱，头痛，发热，身疼痛，热多，欲饮水者，五苓散主之；寒多，不用水者，理中丸主之。(《伤寒论·辨霍乱病脉证并治法》第386条）

大病差后，喜唾，久不了了者，胸上有寒，当以丸药温之，宜理中丸。(《伤寒论·辨阴阳易差后劳复病证并治法》第396条）

【原方剂量】人参　甘草炙　白术　干姜以上各三两

【李可常用剂量】人参45g　炙甘草45g　白术45g　干姜45g

【煎服法】上四味，捣筛为末，蜜和丸，如鸡黄大，以沸汤数合，和一丸，研碎，温服之。日三服，夜二服，腹中未热，益至三四丸，然不及汤。汤法，以四物，依两数切，用水八升，煮取三升，去滓，温服一升，日三服。

【加减法】若脐上筑者，肾气动也，去术加桂四两；吐多者，去术，加生姜三两；下多者，还用术；悸者，加茯苓二两；渴欲得水者，加术，足前成四两半；腹中痛者，加人参，足前成四两半；寒者，加干姜，足前成四两半。

重视中气是彭子益学术思想的重要特点，彭子益继承了黄元御的学术思想并加以完善，金元名医李东垣所著《脾胃论》是中医史上唯一单独用脏腑名字立论的著作，张仲景《伤寒论》中很多方子都含有生姜、大枣、炙甘草，这些药物并不是药引，而是顾护胃气的重要药物，它体现了张仲景学术思想的真谛，也就是后来恩师李可老所讲的治病大法总结，即保胃气、护肾气。对于中气的调理，历代医家的做法分为理中、建中、补中、清中、通中五种手段办法，又根据理中丸对于不同的疾病症状创立了很多方剂，并依据其作用不同而分别命名，在孙思邈在《备急千金要方》中就有很多理中、建中的方剂记录，比如黄芪建中汤、扶老理中散等，后世医书中以不同方式治疗中气疾病为主要作用的方剂数量极为可观，如补中益气汤、补中丸、芎归补中汤、清中汤（丸）、红雪通中散等，说明了历代医家对于中气的重视。因此"有胃气则生，无胃气则亡"是判断疾病是否可以治愈的标准，在疾病的治疗上也是围绕中气的恢复程度来调整不同的治疗方法，中气的盛衰存亡决定着疾病转归。

此方名理中汤，以此方作丸名理中丸，用蜜为丸者，每服四钱或二钱，用水为丸者，每服二钱或一钱，空腹用开水送吞。

治夏月霍乱、上吐下泻、头疼、身痛行动无力、发热、恶寒、不渴或虽觉渴却不欲饮水。

宗祥注：上述症状是因为在夏月滥食生冷，寒邪居于中土而导致中气的升降出现异常，霍乱即大乱的意思，由于气机的升降不循常规，中土的运化失去正常的功能而出现上下隔离的现象，因此需要理顺气机的升降，恢复中土的运化以达到病愈的目的。脾经上升，胃经下降，升降之间即是中气的由来，而脾胃功能的正常与否受制于中气升降旋转功能的影响，因此在治疗脾胃疾病的时候，要着眼于恢复中气气机的升降，比如，在治疗胃炎、胃溃疡、胃糜烂等疾病时遵循恢复中气的升降原理，这就是真正的中医思维治疗方法。黄元御认为："脾升则肾肝亦升，故水木不郁；胃降则心肺亦降，故金火不滞。火降则水不下寒，水升则火不上热。平人下温而上清者，以中气之善运也"，并将理中汤中白术改为茯苓而立"黄芽汤"用以治疗中气，其加减方法与理中汤基本相似，可以参考学习。

此治中气而上下左右内外俱治之法也，人身分上、中、下三部，上部不降则气逆而为吐，下部不升而气陷而为泄，不升不降荣卫分离则发热恶寒而身痛，气逆于上则头疼，气陷于下则行动无力。中气在脾胃之间，脾气陷则泄，胃气逆则吐。脾为诸升经之门，胃为诸降经之关。脾胃属土，中气即土气，理中即理脾胃，脾胃病则全身皆病，脾胃不病，无论何病皆能易愈而无生命之忧。中气虚寒，旋转不密，易升降为陷逆，圆的运动成了直的不运动，故内外上下左右皆病，升气在左，降气在右。此方人参、炙甘草温补中气，白术补土去湿（此病之泄为脾湿），干姜温中降寒以助中气之旋转，胃经复下降之常则吐止，脾经复上升之常则泄止。二土升降，轴运轮行，荣卫和合热自止，身自不痛，上部气降头自不疼，下部气升自能行动，是诸病皆自愈也。

渴为燥，忌姜术。霍乱症有寒热湿滞之分别，另详霍乱症中。

如胆经不降肝经不升，则加芍药以降甲木，加桂枝以升乙木；如肺经不降大肠经不升，则加橘皮、杏仁、贝母以降辛金，加升麻、葛根以升庚金；如心经不降小肠经不升，则加黄连以降丁火，加干姜以升丙火；如膀胱经不降肾经不升，则加麻黄以降壬水，加附子以升癸水；如心包经不降三焦经不升，则加黄连以降心包相火，加柴胡以升三焦相火；此治十二经之法与治五行之法也。

宗祥注：以经辨病、论药是彭子益学术思想的一个重要特点，将十二经的升降牢记于心中，明白十二经的升降枢纽在脾经和胃经，那么医生在用药的时候就会首先顾护中气，中气运转恢复正常，脾胃可以升清降浊，是祛病延年保健养生的妙法！

如木气病风，加当归、芍药、阿胶以息风。如金气病燥，加生石膏、麦冬以润燥。如火气病热，加黄连、黄芩以清热。如水气病寒，加附子、巴戟天以温寒，此治六气之法也。

如气分有滞，加沉香、砂仁、橘皮以通滞；如血分有积，加大黄、桃仁、红花、丹皮以消积；如胃中有宿食老痰，加大黄、厚朴以消食除痰；如胃中有水，加茯苓、泽泻、黑岩炭以去水，此治积滞之法也。皆不能离却中气，离却中气则愈治愈偏，本病未愈他病又起（系指霍乱以外之中虚之病而言），中气伤亡，人遂死矣。（理中之法不只霍乱一症，特首举此方以为理中之例耳。）

此方如肝、肺二经已病，风燥之人津液必枯、脉络必滞，则不惟姜术误服足以竭其津液，使风燥益增、中气枯涩动关生死，即参草亦横塞壅满，使病人呼吸困难，病必反重，又须以南沙参易党参，以冰糖、白糖易炙甘草，以鸡蛋黄易姜术（鸡蛋黄不可调熟），以平和之品徐徐调治，方和病机。虚寒之病易于滑脱，误治即入痨证，理中汤极妙，加入附子尤佳，风燥之病无不枯涩，呆守理中无不坏事者，惟能善诊脉象即无误治之虞。风燥之病脉象必硬而涩，虚寒之病脉象必软而润也。十二经之病惟胃胆肺三经不降，脾肝肾三经不升之病最多最重，只要此六经升降，其他六经即自然升降，此系统学简易至极之处，亦人身自然之法。

庚申冬，北平李姓年五十，因庚子年服毒尽忠遇救得生，腰弯气短食减失眠二十年矣，余诊其脉，右虚软左细涩，用蜜制理中丸三钱，生阿胶三钱调开水以茶杯送下，五剂而病愈十分之六七。己巳秋大同张镇守使夫人，病两眼昏痛，大便下白物，一日数次，病已数年，身体日弱，余诊其脉，亦右虚软左细涩，亦用蜜制理中丸三钱，生阿胶三钱调开水以茶杯服，十剂病痊愈。右脉虚软，脾胃不足中气虚也，左脉细涩疏泄伤津也。李君腰弯，腰为肾位，肝气疏泄耗伤肾液也，张夫人目昏而痛，大便时下白物，亦肝气疏泄伤液之故，所以服方后皆见效，此皆经中西医家多人无法解决之病，均以系统学原理解决之，此一例也。

细胞原形质为脂肪与蛋白质，脂肪火也，蛋白质水也，人身气化上火为多，形质上水为多，故保津液保火力为医家第一要义。理中丸保火力也，阿胶保津液也，伤火力则虚脱而死，伤津液则枯涩而死。人身经络及一切细管不知若干，稍有滞涩升降来往即不能通，故津液切忌伤损，况火力与津液交相为用即可将五行六气浑括于圆运动中，省却多少枝枝节节乎。理中丸与阿胶亦立法之意，不可呆看，理中丸药肆多系有附子者，用时须批明无附子的旧字。

治各经之药的功用皆由脾胃二经输送达于本经，中医谓土为木火金水之母，解剖学谓各内脏的神经丛皆在胃中，可见各细胞的圆运动皆由一个细胞的圆运动增生而来的关系，故此方治霍乱之恶寒、发热、身痛、头疼、行动无力、内外上下各病只用理中之法即见效如此，此发热恶寒身痛的荣卫病非外感证，外感证须有项强才是，外感证另有专方，服此方即大错。

真脏脉见者死，真脏脉者各脏之本脉，全无胃气之脉也。亦如氢氧氮碳各自分开独见一气即为毒质，毒质见即死之义。独见一气者无中性也。胃气即中气亦称谷气，能食者病虽重不难愈，不能食者病虽轻迟必死，即中气的关系。

宗祥注：

【治验】

案1　曾治疗一男孩，13岁，夏季随父母晚上吃烧烤，多饮冰冻饮料，次日腹中疼痛，渴欲饮水，但水沾唇即吐，腹泻连连，小便全无，面色萎靡不振，诊断为寒霍乱，先以五苓散加木通治疗，一服小便通利，腹泻止，腹中疼痛减去大半，再进1剂后，以理中汤原方连进2剂而痊愈。

案 2 《桂林古本伤寒论》之"辨太阴病"篇中有"理中加黄芪汤"方，即理中汤原方加黄芪而成，主治不吐不满，遗矢无度。该方在临床之中应用颇多，曾治疗一位 70 岁老太太，南阳人，大便不成形 20 余年，且每次饭后就要拉肚，脉沉弱，老年体虚，故用黄芪理中汤治之，一服其病若失，连服 5 剂，多年痼疾豁然痊愈，后以黄芪理中汤改汤为丸继续服用一段时间，2 年后随访无复发。

甘草干姜汤

炙甘草二钱　**炮干姜**一钱

宗祥注：该方出自《伤寒论》和《金匮要略》，共涉及条文 2 条。

【原文】伤寒脉浮，自汗出，小便数，心烦，微恶寒，脚挛急，反与桂枝汤，欲攻其表，此误也，得之便厥。咽中干，烦躁，吐逆者，作甘草干姜汤与之，以复其阳。若厥愈、足温者，更作芍药甘草汤与之，其脚即伸。若胃气不和，谵语者，少与调胃承气汤。若重发汗，复加烧针者，四逆汤主之。（《伤寒论·辨太阳病脉证并治法上》第 29 条）

肺痿吐涎沫而不咳者，其人不渴，必遗尿、小便数。所以然者，以上虚不能制下故也。此为肺中冷，必目眩、多涎唾，甘草干姜汤以温之（《金匮要略·卷上肺痿肺痈咳嗽上气病脉证治》第 7 条）

【原方剂量】甘草四两，炙　干姜二两，炮

【李可常用计量】炙甘草 60g　炮干姜 30g

《金匮要略》中本方剂量与《伤寒论》中所载一样，但是治疗的方向发生了变化。

治湿寒之肺痿吐涎唾、头眩、遗尿、小便频数者。

此亦治中气而上下皆治之法也。平人肾水温升则上腾而化气，肺气清降则下行而化水，水升而化气故不便数遗尿，气降化水，故无涎唾，肺气清降故不头眩，肾气上升、肺气下降全由中气旋转脾升胃降而来，盖中气旋转为各经升降之根，而脾胃又为各经升降之门，胃气不降肺气亦无降路。脾气不升肾气亦无升路，病此病者，全由中气虚寒不能旋转，脾胃凝滞所以肺气上逆，气不化水而成涎唾，肾气下陷水不化气而便数遗尿，肺气不能降敛，浊气上逆故觉头眩。

方用干姜、炙甘草温补中气复旋转升降之旧，故下则尿不遗、便不数，上则涎唾不生，头不眩也。此方并无除痰止眩、收缩小便之药而见功如此，可见仲景理法不过根据中气的旋转推及脾胃的升降，由脾胃的升降推及各经的升降而已。

若是只用降痰之药、收敛之药而不用中气之药，一定要将病治重了的，因中气虚的人最忌重坠最忌收涩，盖收涩则中气更难旋转，重坠则中气更易脱亡。如知中气旋转、经气升降的道理，便不轻易单独用重坠与收涩的药了，此方以温补中气以降肺逆为主。至肾气之上升亦有肺气下降之力在内，头眩不止肺气不能降敛的关系亦有肾气不能封藏、肾中阳气外越上冲的原故在内，此方是旋转中气以复肾肺之升降者，如肺痿之用热者则能食而腿软，须纯用清肺而不伤中之药，先清肺热再调理中气，但肺热而痿者中气亦热，清热不伤中即能养中，不可温补，此症脉必左右皆虚软。

宗祥注：甘草干姜汤一方在《伤寒论》中治疗太阳病误治之后所引起的"咽中干，烦躁，吐逆"，在《金匮要略》中治疗"湿寒之肺痿吐涎唾、头眩、遗尿、小便频数"，两处症状的表现都说明了患者中上湿寒之气盘踞，其根本原因都为中土虚弱而无力运化，导致湿寒之气不得气化产生的诸多症状，药方仅2味药，炙甘草用量为炮姜的2倍。甘草蜜炙之后甘味更增，其补益中土的力量得到增强，因此本方着重于峻补中土，再以炮姜温中土之寒，中土的旋运之力加强而使寒湿之气外排达去病的目的。这种治疗方式称为轴运轮转，张仲景没有纠结于表现的症状，而是抓住疾病的根本，以轴运轮，使得四维升降恢复常态而诸症皆除。细心体会张仲景之意，明白人身气化之根本在于中气的旋转升降，也就明白了治疗疾病的根本在于恢复中气的旋转升降。一妇女63岁，后背发冷多年，遍治乏效，以甘草干姜汤加红参30g，仅3剂而病消大半，继续服用则多年背冷则痊愈。

与甘草干姜汤相对应的是芍药甘草汤。在《伤寒论》中紧列于甘草干姜汤之后，其方子组成为芍药四两、炙甘草四两，其作用机制与甘草干姜汤同理，所不同的是甘草干姜汤散中寒以轴运轮，芍药甘草汤降胆经以轴运轮，方法不同，原理却是一致的。

【治验】

晋城一老妇，年80有余，后背心发热20余年，苦闷异常，其子至孝，身居要位，每逢出差考察，必为其母遍访名医诊治，均以清热降火之地黄、黄芩、黄连等药施治，总是效不尽意。后医以芍药甘草汤加野党参30g，7剂而病痊愈。前医治不得法，是不明气化之原理，不明以轴运轮恢复中气升降的根本方法，才将简单的病证治疗复杂了。该患者多年后背心发热多年，是因为后背为太阳所主，后背发热则是阳不入阴而虚热外浮的表现。胆经独决十一经，胆经降则诸经皆降。方中芍药降胆经，炙甘草、党参补中而助胆经顺降，且太阳、少阴为一圆运动，少阳根于少阴，少阳相火降入少阴则少阴力足，太阳、少阴圆运动快速复原，故药至病除，此即中医气化之原理。

中医气化原理是将整个人当活着来看，见病治病则是将人看死了来治，是将一个完整的整体分割开来，一气周流全赖中土的旋转升降，这是中医的根本思路，恢复中土的旋转升降则是中医的根本治疗方法。

麦门冬汤

麦冬六钱　半夏二钱　党参一钱　粳米二钱　炙甘草二钱　大枣三枚，去核

治咳嗽、火逆上气、咽喉不利者。

宗祥注：本方出自《金匮要略》，共涉及条文1条。

【原文】大逆上气，咽喉不利，止逆下气者，麦门冬汤主之。（《金匮要略·卷上肺痿肺痈咳嗽上气病脉证治》第7条）

【原方剂量】麦门冬七升　半夏一升　人参二两　甘草二两　粳米三合大枣十二枚

【李可常用剂量】麦门冬560g　半夏130g　人参30g　甘草30g　粳米150g　大枣12枚

【煎服法】上六味，以水一斗二升，煮取六升，温服一升，日三、夜一服。

此治肺气不降必兼治中气之法也。干姜炙甘草汤治的系肺逆不降，此方治的也是肺逆不降，但前方系肺气湿寒之病，此方是肺气燥热之病，医家治肺气燥热的病，多半用养阴清肺汤。养阴清肺汤重用凉药以清燥热，本来极好，但是一层，只知清肺气之燥热，不知凉药伤了中气，当见有肺燥之人服了养阴清肺汤热反增加，腹泻神昏而人死，这是不知肺燥亦由中气之故。

平人肺气清降，不生燥热，全赖中气旋转之力。肺金本气为阳明燥金，又化气于太阴湿土，金主燥，土主湿，五行之理。病则偏现其本气或偏现其从气，所以肺气上逆亦有病湿者，亦有病燥者，气如偏见中气必虚。此方麦门冬润肺燥，咳嗽火逆上气咽喉不利皆上焦之气不能下降之故，胃经为诸降经之关门，故用半夏以降胃气，诸病自愈。中气虚而不寒，故不用干姜。肺气燥咳，故于补中药内用麦冬，如系肺气寒咳，则当于补中药内用干姜、细辛、五味子矣，麦冬寒中湿脾，不可轻用，此病脉左右皆虚软而兼数，燥气伤津，故脉兼数也。

宗祥注： 麦门冬汤所治疗的咳嗽上逆，为中土不降导致其气上冲肺金，肺金难以下降出现的诸多症状，方子以半夏降阳明之气，另以白虎汤之意伏中土燥气，麦门冬润肺敛金使肺气下行而除咳逆。方中麦门冬的用量极大，为半夏的7倍之多，整个方剂除了润肺药与调整中土之药外没有任何常用的止咳类中药而咳嗽自止，这正是气化之理的完美体现。

麦门冬一味，后世医家均以寒凉之药论之，但是张仲景的温经汤中麦门冬的用量亦达到一升之多，如真为寒凉，何以温经？本方麦门冬用量如此之大，若为寒凉，岂非有寒中之虞？临床上在服用附子理中汤及其他治疗肠胃疾病的方子的时候，如出现上火或者大便不利的症状，加入适量麦门冬之后症状就可得到改善而加速痊愈，由此可见麦门冬虽不是以润肺出现，实为滋润中土之要药，在使用上遵守《神农本草经》论述之功用即可。

葶苈大枣泻肺汤

葶苈三钱，熬令黄色，捣　大枣十枚，去核
先煎枣，去渣，纳葶苈，煎服。大枣肉重约一两为度。
治肺痈喘不得卧，口燥胸痛者（肺痿脉虚）。
宗祥注： 方出自《金匮要略》，共涉及条文2条。
【原文】肺痈喘不得卧，葶苈大枣泻肺汤主之（《金匮要略·卷上肺痿肺痈咳嗽上气病脉证治》第7条）

支饮不得息，葶苈大枣泻肺汤主之（《金匮要略·卷中痰饮咳嗽病脉证并治》第12条）

【原方剂量】葶苈熬令黄色，捣丸如弹子大　大枣十二枚

【李可常用剂量】葶苈熬令黄色，捣丸如弹子大 45g　大枣 12 枚

【煎服法】上先以水三升，煮枣取二升，去枣内葶苈，煮取一升，顿服。

此方攻泻肺经亦必兼保中气之法也。肺主下降，平人肺气下降，痰涎不生，气降生津，故不发喘，口亦不燥，气降津生故胸不痛而安卧。

病肺痈者，中虚而肺胃上逆，相火不降，将肺间津液熏灼成痰，熏灼既久，肺部即生脓成痈，气不降而发喘，津液变痰而口燥。肺被痈伤，故不能卧而胸痛。

此方用葶苈下肺家之逆气、臭脓停痰，用大枣生津液补中气，不用炙甘草而用大枣者，葶苈下痰力猛，极伤津液，大枣津液最多，又能保中气也。

千人谓此方用大枣以和药力这句话与甘草合百药的话是一样的意思，其实甘草并非和百药也，人身十二经皆根源于中气，中气左旋右转，经气左升右降，升降不乖是为平人。当升者不升，当降者不降是为病人。经气的升降失常因于中气的旋转不旺，要升降经气必调助中气，所谓中气如轴经期如轮是也。甘草、大枣补益中气，治各经的药有中气的药在内则轴运轮行，气化自和，甘草和百药的话其实就是甘草补中气的意思，但人不知中气，故不知甘草、大枣之功用。

如此方不用大枣，单用葶苈，一定能将人泻死了，何也？津液泻完中气泻脱了也，仲景方中凡是用炙甘草之方皆此义也。

大凡治肺病，总要兼调中补土，与治肝肾病热者不同。肝肾病热者，水涸木枯，风热耗津，中土之药最助木热，最增木滞，最伤津液，甘草、大枣颇不易受。

若肺病而肝肾未病，津液未伤，甘草、大枣等补中之药实为治肺病之主药。缘肺为手太阴经与土同气，土又生金，土金兼治，此经方之妙法也。此病脉实而数，但实乃病实，非本气实，故虽实亦须补中。

厚朴大黄汤

厚朴三钱　大黄一钱　枳实一枚

治水饮胸痛者。此治四维以服中气之法也。

平人中气旋转，水气下行，胸无停水故胸不痛。中气旋转不旺，水停于胸，久而不下则气水结实而胸痛，日久失治，中气愈停则入危险之境，所谓轮滞轴停是也。

用厚朴、枳实以下气，大黄以下水，水去气舒，中气旋转胸痛自止。此病始因中气旋转不旺，故水停在胸，而到此时间则非先将积水滞气去了中气之旋转不能复原，故用厚朴、枳实以去气滞，大黄以去积水而不用补中之药，如用补中之药则胸痛愈甚，补中不着反补了痛，必挨水饮下后胸已不痛然后可进补中之品，如水饮下后不补中气，壮人则可，人壮则中气易复也，但用此方须徐徐而进，中病则止，如过用伤中变生不测，非药之咎也。此方重在"胸痛"二字，必气水互结成为有形之物，然后胸痛。虚痛按之则痛减愿意手按此。实痛必拒按，拒按者以手按之则愈痛而拒绝也，始因中虚而致水气互结，今则如不攻开水气中气难复。无中气之药有中气之理，与大黄黄连泻心汤同是去轮之滞以恢复轴运之法。理中汤丸之理中由内而外者，此方之理中由外而内者也。此病脉弦沉，愈沉取愈有力，凡内实与有结滞之脉，皆沉取较浮取中取有力。

宗祥注：方出自《金匮要略》，共涉及条文 1 条。

【原文】支饮胸满者，厚朴大黄汤主之。(《金匮要略·卷中·痰饮咳嗽病脉证并治》第 12 条)

【原方剂量】厚朴一尺　大黄六两　枳实四枚

【李可常用剂量】厚朴 30g　大黄 90g　枳实 60g

【煎服法】上三味，以水五升，煮取二升，分温再服。

对于药量使用，没有把握的可以按照上方中比例来加减，该方的煎煮方法需要注意的是以水五升，煮取二升，分温再服，也就是说要久煎，这样可以在一定程度上减轻方中大黄大剂量使用的寒性。大黄轻煎，寒性重而攻下峻猛，久煎则可以避除此弊，而药效不减。

在《金匮要略》中将痰饮分为四种，即痰饮、悬饮、溢饮和支饮，对于此四饮的描述如下。

其人素盛今瘦，水走肠间，沥沥有声，谓之痰饮；饮后水流在胁下，咳唾引痛，谓之悬饮；饮水流行，归于四肢，当汗出而不汗出，身体疼痛重，谓之溢饮；咳逆倚息，短气不得卧，其形如肿，谓之支饮。

本方组成与小承气汤药味虽然相同，但药物剂量较小承气汤量大，也就是说本方治疗的症状要重于小承气汤证。由于阳明腑实积滞，水饮不能下行，水气互结于上导致了"咳逆倚息，短气不得卧，其形如肿"的症状，这是内实与气结互结而形成的一个病证，患者此时的症状已经较重，且难以忍受，因此重用大黄以通阳明腑实，用厚朴宽胸中积气，枳实则破阳明腑气且推气下行，与大黄一起将胸中所积水饮浊气下排出而病愈，中气得以恢复，升降正常，彭子益云此为去轮之滞以恢复轴运之法。

在《金匮要略》中对于支饮的分类有多种，有间隔支饮，其治疗以木防己汤加减为主；有支饮冒眩，其治疗以泽泻汤为主；有支饮胸满，其治疗以厚朴大黄汤为主；有支饮不得息，其治疗以葶苈大枣泻肺汤为主；有支饮呕吐，其治疗以小半夏汤为主；有支饮实证预后，其治疗以十枣汤为主。由于支饮所引起的病证繁多，因为发病的根源不同，所以治疗亦不尽相同，支饮的发病并非由单个因素而促成，以上出现的症状只是描述了疾病的发展进况，在临床的治疗中需要综合地来考虑发病的原因来治疗疾病，因此在支饮的综合治疗上列出了小青龙汤、桂苓五味甘草汤、苓甘五味姜辛汤、桂苓五味甘草去桂加姜辛夏汤、苓甘五味加姜辛半夏杏仁汤、苓甘五味加姜辛半杏大黄汤六种治疗方法，病证虽多，但其基本原理不变，咳嗽的重在治疗中气，中气升降正常则病自愈，中气升降失常则病情缠绵。需要认识到支饮的病位在于胸上，理解圆运动运轮复轴的理论，根据病情的变化来合理地调整治疗方案，认识了圆运动，明白体会到经方的气化原理，可以更好地掌握诊病开方的技巧。上面六方亦是笔者治疗痰饮咳嗽的方法，细心体会应用才可得其精髓矣！

本方不可过用，得效即止，然后需以和中之药善后，免生他变，谨记之！

泽泻汤

泽泻三钱　白术六钱

治心下有水饮，其人若冒眩。

平人心神清虚不病冒眩，而心神之清虚由于心气之清降。心下有了水饮，中气旋转不灵，阻隔心气清降之路，浊气上逆是以冒眩，补土燥湿，泽泻利水下行，水去则心气降而神清，故冒眩愈也。

此病亦由肺胃之逆，乃因土湿，故不用攻下水饮之药，而用白术、泽泻补土利湿之药，湿去水饮自消。厚朴大黄汤水饮结实无法化去，必须攻下之方。此方水饮未至结实之方，水饮未实，故可用白术去湿。此方重在湿去中复，然后肺胃顺降，水饮下行，与葶苈大枣汤之一面托起中气一面下脓痰不同，与厚朴大黄汤之直接攻水不同。此病脉濡而软或弦而软。

宗祥注：方出自《金匮要略》，共涉及条文1条。

【原文】心下有支饮，其人苦冒眩，泽泻汤主之。(《金匮要略·卷中痰饮咳嗽病脉证并治》第12条)

【原方剂量】泽泻五两　白术二两

【李可常用剂量】泽泻 75g　白术 30g

【煎服法】上二味，以水二升，煮取一升，分温再服。

这里所说的心下，指的是胃脘部，也指胸膈。在《医宗金鉴》中言："水在膈下则惟苦眩晕"，一个"苦"字，突出了本证"冒眩"之重。由于中焦脾胃运化不及，水湿不化，聚湿成饮，饮停心下，阻碍气机的升降出入，致清阳不升，浊阴不降，饮邪上乘清阳之位，故头晕目眩。

该方可应用于因外感误治导致邪入阳明脾胃停滞而引起的血压突然升高。方中泽泻，在《神农本草经》中列为上品药，气味甘、寒、无毒，主风寒湿痹，乳难，养五脏，益气力，肥健，消水。久服，耳目聪明，不饥，延年，轻身，面生光，能行水上。可泄肾中邪气，故能降血压。白术补土燥湿，不留水饮共奏其效。

橘皮汤

橘皮四钱　生姜八钱

治干呕哕而手足厥者。

此降肺胃以调中气之法也。手足秉气于脾胃，中气虚肺胃逆，浊气痞塞，故干呕而哕，胃经逆脾经亦不升，脾胃之气不能达于四肢，故手足厥冷。

橘皮、生姜降肺胃浊逆而理中气，肺胃之逆浊降，则呕哕自止，胃降则脾升，气达四肢手足复温也。

此方并无水饮实在之物，乃浊气也，橘皮、生姜温性为降肺胃之纯品，手足厥冷，中气寒也，故二味温降之性宜之。如脉细者忌生姜，生姜极伤津液。此二味专治呕哕，过用亦甚伤中。此病脉濡软或沉微，沉微者，脉气为浊气遏闭也。

宗祥注：方出自《金匮要略》，共涉及条文 1 条。

【原文】干呕，哕，若手足厥者，橘皮汤主之。(《金匮要略·卷中呕吐哕下利病脉证治》第 17 条)

【原方剂量】橘皮四两　生姜半斤

【李可常用剂量】橘皮 60g　生姜 125g

【煎服法】上二味，以水七升，煮取三升，温服一升，下咽即愈。

本方仅 2 味药，以橘皮为主，生姜辅之。橘皮主胸中逆气，利水而下气通神，从立方之义来看用以治疗胃气上逆，以生姜辅助说明胃中有寒。胃气上逆则干呕，胃气不降正邪相缠则哕，寒气结于胃络，胃气不通于四肢则手足厥逆，两药相配则胸中气降，胃中寒去则病消。值得注意的是，橘皮过用恐耗散肺气，因此该方在使用时须中病即止，随后以相应的理中之药来善后。

《金匮要略》中以橘皮汤为基础的方剂有两处，分别是呕吐哕下利篇中的橘皮竹茹汤和胸痹篇中的橘枳生姜汤。橘皮竹茹汤治疗因脾虚而导致的呕吐，橘枳生姜汤所治则为肺气不降而引起的胸痹，皆因寒而生，在使用时须加以辨别 3 个方子对照学习和使用，则可将橘皮的使用方法熟练掌握。

【治验】

曾治疗一妇人，因感冒后迁延失治而导致短气，吸气难以到达丹田，胸中闷塞，偶有疼痛，脉浮，舌红少苔，治方如下：橘皮 30g，枳实 15g，桂枝 15g，茯苓 15g，白术 15g，天花粉 15g，木香 10g，炙甘草 10g，生姜 3 片，一服而病止。

小建中汤

饴糖一两, 炒焦　炙甘草一钱　生姜一钱　大枣肉三钱　桂枝二钱　炒杭芍六钱

治虚劳里急、腹中痛、衄血、手足心烦热、咽干口燥、梦中失精、四肢痛者，亦治妇女白带。

此重降胆经滋补脾胃以建中气之法也。

里急腹中痛者，胆木不降则肝木不升，郁而不舒冲击作痛也。衄血者，胆木不降相火逆腾，肺金被刑不能收敛也。手足心烦热者，甲木不降则心包相火逆行故手心热，乙木不升则郁生下热故足心热也。咽干口燥者，甲木不降风热耗伤津液也。梦中失精者，甲木不降相火拔根，水气不能封藏，子半阳生则动而梦中遗精也。四肢痛者，四肢秉气于脾胃，土困木贼，津液干枯也。

此病全由甲木逆热克伤中气，相火外泄烧灼津液，故方中重用芍药以降甲木而敛相火，重用甘味而多津液之品以补中气而养津液。甲乙本是一气，甲木不降，乙木因之亦不能升，故重用芍药以降甲木，轻用桂枝以升乙木，木调土运，火降归根，肺将津生，中气之旋转旺，经气之升降复，木不克土，脾胃气和，饮食增加，虚劳诸病皆愈也。带病亦甲木不降，相火外泄，津液因相火不藏往下注也。

此方重用芍药名建中者，因中土生于相火，相火降于甲木，芍药专降甲木，但甲木右降又非中气旋转不为功，故又用饴糖、炙甘草、生姜、大枣以助中气之力，此经方治虚劳之大法也。造化之气，少阳相火降于土下，藏于水中为一年之根，人身亦犹是耳，故降甲木为生命根本，为治中气治虚劳之大关键。

后世治虚劳不然，见其咽干、口燥、衄血则用生地、麦冬，见其手足心热则用黄芩、黄连，见其梦中遗精则用金樱子，补中地、冬、芩、连极寒中气，金樱子性涩，中虚木逆者性涩之品更不相宜。其知照顾根本之医生则又用八珍汤（参、术、苓、草、归、芎、芍、地）大补气血，此两种医家只有愈治愈坏也。因其不知虚劳之病全系中气虚而胆木逆相火泄而津液干也。中虚木逆经气无不滞塞者，不可再用寒中败土之药，亦不可呆补以增其滞气也。

此方加黄芪便能治诸虚不足，补肺金以助降敛之气也。若其人肺气素足，必定不病虚劳，因肺气足之人收敛之气旺，相火不泄于外，甲木不逆于上，中土如何能亏乎？

中土之气为生命之根本，而土生于火，火生于木，木又生于水中之火，水中之火者，甲木下降之气也，故甲木不降为虚劳极重要之关系，然使肺金能收下降而生水，使水气能藏则下部之火不至尽泄，土气不至无根，中气当能旋转，则胃土右转于前，肺金降敛于后，胆木自亦随之下行，木气愈舒，中气愈旺，使乖戾之场仍复太和之象不难也。仲圣加黄芪之义，可见虚劳之要全在木旺过于疏泄，金虚不能收敛两事，惟黄芪者，性往上升，肺脉大而实者不宜用，脉细涩者更是大忌，因津液亏忌补气。但后人用此方，多有用之不效者，其中有种种原因。芍药味苦性寒，最败脾胃，如有相火不旺，小便不长，脉象甚弱者服之则大便滑溏，脾胃更败。

虚劳之人，脉络干枯者多，炙草、大枣性极壅满，不知加减，服后必有滞塞之状，病反加多。

桂枝性偏于疏泄，如果胆木过于上逆之人服之反以动水中之阳气而遗精更甚，足心更热。

饴糖炒焦则润肾而不腻脾，而用此药者，往往因其不便，遂用不炒者服之，往往生中满之象。

余在北方用小建中有变通之法，去饴糖、炙草、桂枝、姜、枣，加土炒白术、生鸡蛋黄、冰糖、白糖，仍以补土气为辅，以芍药降甲木为主。甲木下降乙木自然上升，故不用桂枝，桂枝多宜南方，因南方空气中湿气较重，甚喜疏泄，北方适得其反也。如人过四十岁生此等病证或睡醒即须小便，脉沉取必较有力，是津液枯竭，木气刚强，则不惟炙草、姜、枣、桂枝不可用，即糖亦不相宜，甘味伤阴，未可忽视，只重用芍药加白术、蛋黄乃妥，蛋黄补火土、津液，白术性厚，极补脾胃，只同为药之苦味用，不同草、枣之甘味用，自不横滞，可以调剂芍药苦寒沉重之偏也。

《内经》云：十一脏腑之气皆取决于胆，因胆管下伸十二指肠，十二指肠正当中气之位，胆经不降，全身升降之关门皆闭而不开，降路不开，经气上逆，升路不开，经气下陷，圆运动易为直不运动，所以死耳，所以降胆经为治虚劳之大法。

虚劳之病多咳嗽者，此方无治咳嗽之药而咳嗽亦能治愈，因虚劳之咳，非肺气自己不降，乃甲木逆冲之故，芍药降甲木故咳嗽自愈。此病脉虚弦而数，弱虚弦变为细又加以数便危险矣，此细数必因咳嗽伤损津液干枯之故，治虚劳病不可使脉转为细数。

宗祥注： 方出自《伤寒论》和《金匮要略》，共涉及条文5条。

【原文】伤寒，阳脉涩，阴脉弦，法当腹中急痛者，先与小建中汤；不差者，小柴胡汤主之（《伤寒论·辨太阳病脉证并治法中》第100条）

伤寒二三日，心中悸而烦者，小建中汤主之。（《伤寒论·辨太阳病

脉证并治法中》第102条）

男子黄，小便自利，当与虚劳小建中汤。(《金匮要略·卷中黄疸病脉证并治》第15条）

妇人腹中痛，小建中汤主之。(《金匮要略·卷下妇人杂病脉证并治》第22条）

虚劳里急，悸，衄，腹中痛，梦失精，四肢酸疼，手足烦热，咽干口燥，小建中汤主之。(《金匮要略·卷上血痹虚劳病脉证并治》第6条）

【原方剂量】桂枝三两，去皮　甘草二两，炙　大枣十二枚，擘　芍药六两　生姜三两，切　胶饴一升

【李可常用剂量】桂枝45g，去皮　甘草30g，炙　大枣12枚，擘　芍药90g　生姜45g，切　胶饴90g

【煎服法】上六味，以水七升，煮取三升，去滓，内胶饴，更上微火消解，温服一升，日三服。呕家不可用建中汤，以甜故也。

【加减法】虚劳里急，诸不足，黄芪建中汤主之，于小建中汤内加黄芪一两半，余依上法；气短胸满者，加生姜；腹满者，去枣加茯苓一两半；及疗肺虚损不足，补气加半夏三两。

彭子益对于小建中汤方剂极为重视，如果说桂枝汤是调和内外营卫的基础方，那么小建中汤则是调和体内气机升降的基础方。早在《辅行诀》中已经有小建中汤的记载，孙思邈在《备急千金要方》中建中汤类的记载则更为完善，但是他们同张仲景所记载的方子区别就是桂枝和桂心的使用，这两味药的作用与区别到底是什么呢？

桂枝的作用重在解表发汗，而桂心与桂枝同属一科，其作用重在温中散寒发表。《伤寒论》中小建中汤的使用均是在太阳病的邪气逐步深入至少阳之地，导致少阳胆经壅塞出现中上焦的症状，这是因为太阳表邪仍未完全解除故使用桂枝。但在《金匮要略》的条文中小建中汤所对应的症状病机已经和《伤寒论》中的症状病机有了质的不同，《金匮要略》中的小建中汤所主之病已入三阴经，此时的小建中汤中应该使用桂心来温中散寒，使中气的升降逐步恢复，这里读者可细品其不同。

小建中汤在临床的使用特别广泛，特别是对于小儿脾胃病以及由于脾胃虚弱而引起的各种症状，均有极好的疗效，治验如下。

【治验】

案1　崔某，女，6岁，晚上不能自主起床小便，尿床约3年，大便

偏干，制方如下：黄芪 18g，桂心 6g，白芍 12g，炙甘草 5g，柴胡 3g，桔梗 3g，升麻 5g，益智仁 6g，蝉蜕 2g，桑螵蛸 3g，生姜 2 片，大枣 3 枚，饴糖 30g，每剂服 2 天，嘱严禁生冷食物。5 剂后痊愈。患者晚上尿床，其发生时间多在子、丑时，子、丑时胆经降则肝气升发无阻，但患者大便干提示中气不足，在肝气升发之时则不能醒来所以遗尿。小建中汤可以降胆经而建中气，再辅以升陷汤（黄芪、柴胡、桔梗、升麻）相助，子时为阳气升发之始，取象比类，加蝉蜕使阳气正常出阴而不致于沉睡不醒，桑螵蛸、益智仁助肾气而补水治水。诸药相合，诸法并用则药到病除。

案 2　韩某，男，28 岁，因年少时手淫，精神萎靡不振，每日自遗曾达 5~6 次，苦不堪言，多处求医，前医均以补肾药为主，愈治愈重。现脉弦弱，特别左关滑弱、数，大便干，处以下方：桂心 45g，白芍 90g，炙甘草 30g，黄芪 90g，当归 30g，生姜 45g，大枣 12 枚，饴糖 150g，服第 1 剂后，自遗减少，7 剂服完后症状消失，随后以理中法与建中法交替服用，20 余天即告痊愈。

案 3　范某，男，37 岁，因晚上饮酒归晚，与其妻争吵后腹中急痛 5~6 日，自服止痛药与健胃药无效，处方以小建中汤加减：桂枝 45g，白芍 90g，炙甘草 30g，木香 10g，陈皮 10g，砂仁 15g，生姜 45g，大枣 12 枚，饴糖 150g，3 剂后痊愈。

大半夏汤

治胃反呕吐者。

此专治胃经不降之法也。胃反之病，食入乃吐，大便干燥，小便短涩，皮肉枯瘦，人身以脂肪与蛋白质为主要成分。脂肪，火气所成；蛋白质，水气所成，蛋白质即津液与精一类。人眠睡则胆经下降而生火，饮食下咽则脾胃磨化而生津液。此病谷食未经磨化仍复吐出，无以化生津液故干燥短涩枯瘦，皮肉枯瘦是为无血，血为谷食所化也。谷食不存全由胃反上逆，故此方重用半夏以降胃逆，用人参补中气以生津液，白蜜润肠胃之燥以通升降而复圆运动之常，是以食入不吐，前后两便均能通畅，谷食变血而皮肉亦丰润也。医家对于此证好用攻下之药，多有病反加重而危及生命者，因不知人身生理是无数的圆运动，且不论哪一部分保得圆运动皆发起于中间的圆运动，且听命中间的圆运动，所以将人治死，亦莫明其所以然也。

此病脉甚微弱而涩，如服此方暂时有效，久仍无效，可诊脉求之，必肾脉尤觉微弱，可用肾气丸兼治肾气自愈，因中气全以肾气为根本也。

宗祥注：方出自《金匮要略》《千金方》和《外台秘要》，共涉及条文3条。

【原文】胃反呕吐者，大半夏汤主之。（《金匮要略·卷中呕吐哕下利病脉证治》第17条）

治胃反，不受食，食入即吐。（《千金方》）

治呕，心下痞硬者（《外台秘要》）

【原方剂量】半夏二升，洗完用　人参三两　白蜜一升

【李可常用剂量】半夏260g洗完用　人参45g　白蜜100ml

【煎服法】上三味，以水一斗二升，和蜜扬之二百四十遍，煮药取二升半，温服一升，余分再服。

胃者，水谷之海，以下行为顺。本方所主治的胃反呕吐在于脾胃虚而导致脾经不升，胃经不降，主要表现为胃反不受食和食入即吐，从这些症状和致病的原因分析，肯定会伴有大便干结的症状。病机为阳明经气不降，而非胃腑有形实物导致，气化的病和有形的病，治疗时需要加以鉴别。

半夏主降阳明经气，人参补肠胃之气兼滋津液，白蜜可佐治半夏的燥烈之气并有润肠开结的功效，三药合用，其病自去。需要注意的是，用大半夏汤消除症状之后，需要以糜粥继续将养胃气方为完善。本方在使用时须和小半夏汤相区别，小半夏汤主治寒饮积于阳明，阻碍经气下行，故用生姜辅佐半夏达到祛邪的目的，若寒饮上凌心胸导致头晕眩冒，则需加茯苓以利水，即小半夏加茯苓汤，须仔细斟酌使用。

半夏与大黄均可通降阳明，但是半夏主降阳明无形上逆之气，而大黄主降阳明有形实物燥结之实。大小半夏汤使用验案如下。

【治验】

案1　李某，男，41岁，平素脾胃虚寒，因吃烧烤后喝冷饮，于后半夜呕吐不止，喜热饮，但水入即吐，喝牛奶后亦是如此，右关沉紧，舌淡白，处方为：半夏130g，红参30g，白蜜100g，三药同煎，水开后煎

1个小时以上，分2次服。1剂药后病瘥，后以大理中丸调治脾胃善后。

案2　范某，女，39岁，头晕不能站立，呕吐，不能饮食，上腹部胀闷有水声，右关脉浮、晃，舌湿滑，处方为：半夏65g，生姜125g，茯苓60g，厚朴15g，1剂而病止。

大黄黄连泻心汤

大黄二钱　黄连一钱

麻沸汤渍少顷，去渣取汁服。

水在锅内文火煮泡起，细如麻子为麻沸汤，取其性浮也。

治伤寒误下误发汗。心下痞，按之濡有上热者。

此清降胸上以复中气之法也。痞者痞满也，治心下痞有用理中汤者，有用大黄黄连泻心汤者。理中汤所治的心痞是由渐而来，属于中气虚寒旋无力以致心下痞满治痞，这大黄黄连泻心汤所治心痞是由误下误汗中气骤然被伤，经气结于心下，热逆不降，中气滞碍，难于旋转之痞。热者，经气结塞，君相二火无路下行也。

此痞系骤然而成，其经气已有结塞之象，若仍用理中汤温补之药，结塞必加，痞将更甚，上热更逆，中气益发不能旋转矣，所以用大黄以通其结，黄连以降其热，热降结通，中气之旋方能转复元，是以痞去而人安也（此痞必有湿热，黄连清热又能燥湿）。

中气如轴，经气如轮，轴运轮就行，却轮滞轴亦停。理中汤之治心痞，轴运轮行之义。大黄黄连泻心汤之治心痞即去轮之滞以复轴运之原义也。

医道极易偏执，各说各有理。知轴轮的意义平心体会，自然不偏了，此方渍而不煎，又只渍少时，取味最轻，便是运轮复轴之意。若是取味重了，必又攻着中气了。

此方乃泻心非泻中，乃泻中气以上所结之经气所积之经热，故药味极清，重则邪着中气，危哉！如服此方后欲大便者，即系泻着中气也。

此方亦治热霍乱，热霍乱者，发热干呕，心腹绞痛，渴而不利，脉沉实者，亦泻心上热结以复中气之义，不泻肠胃也。若取味过重，又不热服，泻动肠胃，必生危险。

宗祥注: 方出自《伤寒论》，共涉及条文 2 条。

【原文】心下痞，按之濡，其脉关上浮者，大黄黄连泻心汤主之。（《伤寒论·辨太阳病脉证并治法下》第 154 条）

伤寒，大下后，复发汗，心下痞，恶寒者，表未解也。不可攻痞，当先解表，表解乃可攻痞。解表宜桂枝汤，攻痞宜大黄黄连泻心汤。（《伤寒论·辨太阳病脉证并治法下》第 164 条）

【原方剂量】大黄二两　黄连一两

【李可常用剂量】大黄 30g　黄连 15g

【煎服法】上二味，以麻沸汤二升渍之，须臾，绞去滓，分温再服。

在理解这个方子的使用时，不可单独使用，需要结合前面的条文来分析。《伤寒论》看似杂乱无章，其实每一个条文都有着相应的联系。伤寒外感下之后又发汗，伤到了中气，中气旋转阻滞造成湿热上逆导致胸痞，但表证依然存在，在使用该方之前，建议先用桂枝汤解表，后再用该方，胸痞消失之后再用理中汤来调理肠胃。

该方在临床上对于小儿因脾胃积热造成的流鼻血，以及少阴病强发汗造成的口鼻流血均有极好的疗效，少阴病强发汗造成的口鼻流血在使用本方时要点到即止，后用敛金补土之法来善后，不可过于损伤脾胃而造成大错。

附子泻心汤

大黄二钱　黄连一钱　黄芩一钱

以麻沸汤渍须臾，去渣取汁，附子三钱另煎取汁合和温服。

治伤寒误下误汗之后，心下痞硬恶寒汗出者。

大黄黄连泻心汤治中气被伤热逆不降而下寒未生的心痞也。此方系治中气被伤热逆不降而下寒已生的心痞。何以知道下寒已生呢？因上热而下寒未生的心痞，痞而濡，按之不硬，不恶寒。上热而下寒已生的心痞则痞而硬，又恶寒也。痞濡者关上之脉必浮，痞硬者关上之脉必沉。硬者，寒结之象也。

缘平人中气旋转，上焦之火降入下焦，故上焦不热，下焦不寒，痞而硬者之心痞，即由痞而濡者之心痞而来，盖上热不降则下焦水中无火，水中无火于是寒生而硬现。此病汗出者，上热之蒸腾；恶寒者，阳亡而寒水之气偏胜，此恶寒并非表证，故轻取大黄、黄连、黄芩之味以降上热，重取附子之味以温下寒，温则升清则降，升降复原中气乃治，热退于上而汗收，阳复于下而寒去，升降通调，痞硬自化。

此方之黄芩乃清木热之药，附子易助木热，故前方无黄芩，此方有黄芩也。

此二方服后心痞已开，便须以理中汤加减继之，以补中气之虚，中虚当补，还有中虚不可骤补之法。

既经误下，中气伤而心下痞，又须仍用大黄黄芩黄连，此中轻重之分细微极矣。盖心下痞者，经气不通，经气与水气热气结塞停留故也，如不用大黄逐之，芩连清之，则经气升降之路愈塞，中气旋转之机停矣，须知其虽用此方，但只渍而不煎，又只渍极少之时间。渍者浸也，不过浸出药中之轻味耳，故曰泻心已明示不泻胃矣。

停食亦能使中气不能旋转，古法亦用承气汤下凤食停食外证，嗳酸、发热、恶寒不项强，移则头晕或泻清水而又腹满疼拒按，用承气汤下之甚宜。如停食外证仅止嗳酸、发热，可用猪骨一块带肉煮熟，熟饭一团，均用微火烧焦，不可起烟，同研细末，入红糖一勺，调开水送下即消停食，停食不消久之便成虚劳，因中气滞而经气升降亦滞故也，弱既泻清水而又腹满痛拒按，方是承气汤证。

宗祥注：方出自《伤寒论》，共涉及条文 1 条。

【原文】心下痞，而复恶寒汗出者，附子泻心汤主之。(《伤寒论·辨太阳病脉证并治法下》第 155 条)

【原方剂量】大黄二两　黄连一两　黄芩一两　附子一枚，炮，去皮，破，别煮取汁

【李可常用剂量】大黄30g　黄连15g　黄芩15g　附子15g，炮，去皮，破，别煮取汁

【煎服法】上四味，切三味，以麻沸汤二升渍之，须臾，绞去滓，内附子汁，分温再服。

本方与大黄黄连泻心汤治疗症状均为心下痞，但是，本方主治中有复恶寒汗出，此汗为冷汗。肾水寒而失去制木之力导致木气虚热上浮，由于过汗而产生的虚热形成了心下痞，需要加入黄芩来清木热，加入附子来温水散寒，附子温水而断木气虚热之根源。

《伤寒论》中的泻心汤包括了大黄黄连泻心汤、附子泻心汤、半夏泻

心汤、生姜泻心汤、甘草泻心汤五泻心汤，其本质均为调和之剂，虽然在名称上叫法不同，但是其治疗目的均为调整脾胃功能、交通上下的气机运行，着重治在脾胃，这也反映了张仲景重视后天脾胃的重要学术思想，临证时要根据病情来酌情使用。

大承气汤

大黄三钱　芒硝三钱　枳实二钱　厚朴三钱

治伤寒阳明腑病。

胃家实，日暮潮热、谵语、手足濈然汗出，六七日不大便，腹满拒按，小便长，次数加多，以小承气汤一合试探矢气，矢气即俗云放屁。此攻下肠胃燥结实在之物以复中气之法也，承气者，承中气也。中气左旋化阳，右转化阴，阴阳平匀，中气乃治。阴进则阳退，阳盛则阴消，阴阳偏胜则中气伤而人病，阴阳偏绝则中气亡而人死，死者死于阴阳偏绝中气不复也。

大承气汤证，阳气偏胜，阴气将绝。当此之时，阴阳平匀的中气，几乎有阳无阴了。日暮潮热者，阳明燥金气盛，申酉之时，燥金司令也。谵语者，胃经燥极，君相二火不能下降，烧灼燔蒸，神志不清也。手足濈然汗出者，四肢秉气于脾胃，胃热之极，故手足热而汗出也。腹满拒按者，胃间有燥屎也，小便长者，津液外泻也。此时如不用大承气汤，下燥粪以回阴液，则燥极阴亡也。中气无回复之机，人遂死矣。但是一层，大承气汤不可随便轻用。须俟六气日不大便，又须小便清长而多，大便方至燥结乃可言下。又须先以小承气汤少许试探。如大便已燥结，服小承气汤（大黄一钱、枳实五分、厚朴一钱）必然矢气，乃可言下。若前日昨日小便长而多，今日小便减少，是津液续复，自将大便，即不可下。如服小承气汤试探不矢气，是大便必先硬而后溏，不可言下，如轻于攻下，中气随之亡脱矣。

理中汤去中土湿寒以理中气的旋转也，承气汤下中土之燥结，承中气之续复也，但承气汤证，除伤寒阳明腑病全属于实证外，其余外感内伤绝无仅有。缘伤寒纯是气化之病，阳明燥金一气独胜，则诸气皆并入燥金，故燥热如此之烈，燥粪如此之硬，非下燥粪不能复阴以回中气也。

后世医家一见大便燥结，即用寒下，不知先硬后溏，乃是中虚使然，先硬者，大肠之燥，后溏者，脾家之湿，平人燥湿调停者，中气之旋转旺也。肠燥脾湿，中气已虚，再遇寒下，中气亡脱则人死矣。此等错误实在太多，不可不猛醒。

若非完全阳明实证，则虽大便燥结，先后皆硬，亦不可下，因只系大肠的燥结，脾胃之间并无燥结，轻下伤中，亦易致人于死也。

此证之大便燥结，乃中气实者，如中虚而大便燥结者，有三个原因，因于下寒者用附子、肉桂，因于津液少者用当归，因于气虚者重用党参，大便自下。

如肠胃有热，并无燥屎，数日不大便者，可用猪胆汁少许灌入肛门，少时即下，如平日数日一大便，并无所苦，亦无他病，此寿考之征，不必用药，听其自然可也。

理中、四逆皆中气虚寒危险之病，此方乃中气实热危险之病，既是实热，自当用寒下之药，然必多察清楚，又须先用小承气试探，方可决定，可见寒下之药，仲景亦不敢轻用，此方与理中、四逆合看，中气之理得矣。此病脉洪大而实。四逆在后。

宗祥注：方出自《伤寒论》和《金匮要略》，《伤寒论》中涉及的条文较多，主要在阳明篇和少阴篇中，相关条文共计18条，《金匮要略》共涉及条文5条，分别如下。

【原文】阳明病，脉迟，虽汗出，不恶寒，其身必重，短气，腹满而喘，有潮热者，此外欲解，可攻里也。手足濈然汗出者，此大便已鞭也，大承气汤主之。若汗多，微发热恶寒者，外未解也，其热不潮，未可与大承气汤。若腹大满不通者，可与小承气汤，微和胃气，勿令至大泄下。（《伤寒论·辨阳明病脉证并治法》第208条）

阳明病，潮热，大便已硬者，可与大承气汤；不硬者，不可与之。（《伤寒论·辨阳明病脉证并治法》第209条）

伤寒，若吐，若下后，不解，不大便五六日，上至十余日，日晡所发潮热，不恶寒，独语如见鬼状。若剧者，发则不识人，循衣摸床，惕而不安，微喘，直视，脉弦者生，涩者死。微者，但发热，谵语者，大承气汤主之，若一服利，止后服。（《伤寒论·辨阳明病脉证并治法》第212条）

阳明病，谵语，有潮热，反不能食者，宜大承气汤下之，胃中必有燥屎五六枚也。（《伤寒论·辨阳明病脉证并治法》第215条）

汗出谵语者，以有燥矢在胃中，此为风也，须下者，过经乃可下之。下之若早，语言必乱，以表虚里实故也。下之愈，宜大承气汤。(《伤寒论·辨阳明病脉证并治法》第217条)

二阳并病，太阳证罢，但发潮热，手足漐漐汗出，大便难而谵语者，下之则愈，宜大承气汤。(《伤寒论·辨阳明病脉证并治法》第220条)

阳明病，下之，心中懊憹而烦，胃中有燥屎者，可攻。腹微满，初头硬，后必溏，不可攻之。若有燥屎者，宜大承气汤。(《伤寒论·辨阳明病脉证并治法》第238条)

病人烦热，汗出则解，又如疟状，日晡所发热者，属阳明也；脉实者，宜下之；脉浮虚者，宜发汗。下之与大承气汤。发汗宜桂枝汤。(《伤寒论·辨阳明病脉证并治法》第240条)

大下后，六七日不大便，烦不解，腹满痛者，此有燥屎也。所以然者，本有宿食故也，宜大承气汤。(《伤寒论·辨阳明病脉证并治法》第241条)

病人小便不利，大便乍难乍易，时有微热，喘冒不得卧者，有燥屎也，宜大承气汤。(《伤寒论·辨阳明病脉证并治法》第242条)

得病二三日，脉弱，无太阳柴胡证，烦躁，心下硬，至四五日，虽能食，以小承气汤，少少与，微和之，令小安。至六日，与小承气汤一升。若不大便六七日，小便少者，虽不能食，但初头硬，后必溏，未定成硬，攻之必溏。须小便利，屎定硬，乃可攻之，宜大承气汤。(《伤寒论·辨阳明病脉证并治法》第251条)

伤寒六七日，目中不了了，睛不和，无表里证，大便难，身微热者，此为实也，急下之，宜大承气汤。(《伤寒论·辨阳明病脉证并治法》第252条)

阳明病，发热汗多者，急下之，宜大承气汤。(《伤寒论·辨阳明病脉证并治法》第253条)

发汗不解，腹满痛者，急下之，宜大承气汤。(《伤寒论·辨阳明病脉证并治法》第254条)

腹满不减，减不足言，当下之，宜大承气汤。(《伤寒论·辨阳明病脉证并治法》第255条)

阳明少阳合病，必下利；其脉不负者，为顺也；负者，失也；互相克贼，名为负也。脉滑而数者，有宿食也；当下之，宜大承气汤。(《伤寒

论·辨阳明病脉证并治法》第256条）

少阴病，得之二三日，口燥咽干者，急下之，宜大承气汤。（《伤寒论·辨少阴病脉证并治法》第320条）

少阴病，自利清水，色纯青，心下必痛，口干燥者，急下之，宜大承气汤。（《伤寒论·辨少阴病脉证并治法》第321条）

痉为病（一本痉字上有刚字），胸满口噤，卧不着席，脚挛急，必齘齿，可与大承气汤。（《金匮要略·卷上痉湿暍病脉证》第2条）

腹满不减，减不足言，当须下之，宜大承气汤。（《金匮要略·卷上腹满寒疝宿食病脉证治》第10条）

下利三部脉皆平，按之心下坚者，急下之，宜大承气汤。下利脉迟而滑者，实也，利去欲止，急下之，宜大承气汤。下利，脉反滑者，当有所去，下乃愈，宜大承气汤。下利已差，至其年月日时复发者，以病不尽故也，当下之，宜大承气汤。大承气汤方。（《金匮要略·卷中呕吐哕下利病脉证治》第17条）

病解能食，七八日更发热者，此为胃实，大承气汤主之。（《金匮要略·卷下妇人产后病脉证治》第21条）

产后七八日，无太阳证，少腹坚痛，此恶露不尽。不大便，烦躁发热，切脉微实，再倍发热，日晡时烦躁者，不食，食则谵语，至夜即愈，宜大承气汤主之。热在里，结在膀胱也。（《金匮要略·卷下妇人产后病脉证治》第21条）

【原方剂量】大黄四两，酒洗　厚朴半斤，炙，去皮　枳实五枚，炙　芒硝三合

【李可常用剂量】大黄60g，酒洗　厚朴120g，炙，去皮　枳实60g，炙　芒硝30g

【煎服法】上四味，以水一斗，先煮二升，取五升，去滓，内大黄，更煮取二升，去滓，内芒硝，更上微火一二沸，分温再服，得下，余勿服。

大承气汤在《伤寒论》《金匮要略》中的使用十分的广泛，占有重要的位置，为通阳大法的重要方剂之一，要明白大承气汤的治病机制，需要先明白方剂名字的含义。承气，承的是中气，中气的升降平衡是维持人体后天生命的重要根本。大承气汤证，阳气独胜，阴气将绝，此时的中气处于有阳无阴的危急关头，如果不能尽快地交汇阴阳，则会阳气离根，阴阳隔绝，胃气消亡，生命将会终止。大承气汤证是三阳死症，有形邪毒与无

形邪气燥结于阳明，造成了阳明腑实证，太阴之气不能上乘，故出现了谵语，阳气携津液外越故手足濈然汗出，中气的升降出现了严重的阻滞，导致六七日不大便，太阴清气升发无门，下沉故小便外泄，阴阳离绝状态明显。该方在《伤寒论》和《金匮要略》中所涉及的条文众多，为张仲景最关注的方剂，原文中已经将其完全列出，可细细品读，特别需要注意的是大承气汤不可以轻用，除非辨证精准，否则使用前需要以小承气汤试探，有矢气出方可使用。

【治验】

方某，某市领导，曾在医院检查出患有胃癌，近期突然腹部胀大，其子约诊。诊其脉洪大、数，面色红里透光，腹部胀大拒按，多日大便不行，偶有则如挤牙膏，舌苔黄腻，每日下午潮热汗出，似有低烧状，神志时好时坏。患者身居要位，多有人送各种补益之品，患者亦服用较多。这是明显的阳明腑实证，遂制方如下：酒大黄60g，厚朴120g，炒枳实60g，芒硝（化入）30g，1剂，等患者大泄之后以红参10g，小米100g，煮米粥服用，1剂服完，继服下方：黄芪60g，前胡30g，桂心30g，白芍30g，当归30g，茯苓30g，炙甘草30g，人参10g，半夏10g，生姜125g，白糖90g，两方交替服用。

患者第1次服药后约半个小时，腹痛如绞且感觉腹中自上而下轰鸣作响，排出许多秽臭、胶黏状、硬屎许多，泄后竟感觉腹中有饥饿感，继以小米粥服用，1剂服完腹平如常，渐有食欲，嘱其将第2个方子继续服用5剂。

此病不难判断，只是鉴于患者的身份，医者不敢轻易用药而已，生命当前，不可推诿躲避，以善其身，大医精诚，独在危难之时方显本色。

当归生姜羊肉汤

当归一钱　生姜二钱　羊肉半斤
治寒疝、胁痛、腹痛、里急及产后腹痛。
此专温升肝经之法也。

肝经木气者，生气也。温暖滋润则生气充足，条达上升。如不温暖滋润，则肝阳下陷生气下郁而病生焉。足厥阴肝经，下络睾丸。肝木寒郁，故病寒疝。胆经循右胁下降，肝经循左胁上升，肝家生气郁而不升，是以胁痛，肝木之气生于左而发于右，循行腹部全体，生气郁而不舒升不上来，故病里急腹痛。产后腹痛者，产后血中温气消失，肝经生气不足也。当归生姜羊肉汤，温润肝经以益生气而助升达，加生姜以行中气之寒滞，中气寒消，旋转有力，肝经上升有路，故诸病愈也。

肺金应乎秋气，清凉则降，肝木应乎春气，温暖则升，此方所治各病，皆肝木虚寒下陷之故，所以服温暖之药诸病皆愈。

当归补血而性窜，如兼上逆之病与木枯血热者忌之，如用当归，须重加芍药以和之，然不如改用阿胶为妥。羊肉亦能补中，羊肉之补中，乃间接非直接，因木郁克土，中气必伤，羊肉温补肝经而达木郁，木不克土，中气复安，凡降胆经降肺经之药，皆间接与中气有益，皆此义也。

此病脉细软，若细涩则此三味动性甚大的药皆不可用，又须养中之法加阿胶为妥，因涩则阴亏，阴主静主收敛，静力弱者，忌再动也。

宗祥注：方出自《金匮要略》，涉及条文 2 条如下。

【原文】寒疝，腹中痛及胁痛里急者，当归生姜羊肉汤主之。（《金匮要略·卷上腹满寒疝宿食病脉证治》第 10 条）

产后腹中疞痛，当归生姜羊肉汤主之；并治腹中寒疝，虚劳不足。（《金匮要略·卷下妇人产后病脉证治》第 21 条）

【原方剂量】当归三两　生姜五两　羊肉一斤

【李可常用剂量】当归 45g　生姜 75g　羊肉 250g

【煎服法】上三味，以水八升，煮取三升，温服七合，日三服。若寒多者，加生姜成一斤；痛多而呕者，加陈皮二两、白术一两。加生姜者，亦加水五升，煮取三升二合，服之。

本方的主治症状以痛为主，不通则痛，寒主收引，寒性凝滞，当归生姜羊肉汤所治之病以痛为主的肝木虚寒。当归温通血分之滞而滋木气之燥，生姜温土气之寒而润土气，当归生姜同用则通窜之力强大，又以羊肉血肉之品，补中柔肝则土木祥和，中气升降平安，诸病皆愈。

本方主治肝经下陷生寒之病，用温法，其脉象中必有一脉较大；而白头翁汤是治肝经下陷生热之病，用清法，脉象必沉细有力兼数，两方所治病证、病因不同，使用方法不同，但皆以平复中气为主，识此原因，则可举一反三，不被疾病假象所迷惑。

另外，与本方功效相同的当属当归建中汤。当归生姜羊肉汤治肝经下陷生寒，以温中散寒为主，而当归生姜羊肉汤则以降胆经为主，肝经与胆经互为圆运动，胆经降肝经自升。殊途同归，诊病时理论、思路清楚，则掌治病法门，执万病之牛耳！

【治验】

案1　原某，男，42岁，饮啤酒、食生冷后，两胁胀痛，腹中似痛非痛，伴呕吐。饮酒后寒湿客于肝经导致肝经下陷生寒，食生冷伤及脾胃，故有上述症状，治方：当归45g，生姜125g，羊肉250g，炮附子15g，陈皮10g，白术30g，2剂病愈。

案2　韩某，女，31岁，平素身体羸弱，生完孩子近2个月，腹中一直痛，大便偏干，奶水偏少，因考虑哺乳期间不宜服药，一直坚持忍耐，后确实难受，方来就诊，治方：当归45g，桂心45g，炒白芍90g，炙甘草30g，益母草45g，生姜45g，大枣12枚，饴糖100g，服1剂后诸症基本好转，再进1剂痊愈，嘱其以当归生姜羊肉汤当作食疗再连续服用7天。

当归四逆汤

桂枝三钱　当归三钱　芍药三钱　通草三钱　细辛二钱　炙草一钱　生姜二钱　大枣五枚，去核

治厥阴伤寒脉细手足冷者。

此温升肝经兼用降法之法也。厥阴肝木喜温恶寒，厥阴脏病温气消亡，中气亏伤，故脉细而手足厥冷。

厥阴肝木，喜温恶寒。厥阴脏病，温气消亡，中气亏伤，故脉细而手足逆冷。当归温补木气，桂枝升肝阳，通草通经，炙草、姜、枣温补中气。肝木之能上升者，得水中之温气也。水寒则木不升，故用细辛下降以温水寒也。温则升，寒则不升，此病乃木寒不升之病。此方之当归、桂枝为温升肝木之要药，但既用当归、桂枝以升肝木，又用芍药以降胆木者，使升而复降，升降互根也。细辛非寒证不可用，此药性猛慎之，此药不能回复阳气。

脉细手足冷，肝阳即亏，中气亦弱，故用炙草、姜、枣以温中气也。惟芍药寒性沉重下行，如无补中之药不可用也。此方于手足寒而

用之，因方中皆温性之药，一派温升无以降之则阳气上冲中气受其影响矣。此病脉细微不细涩。阳虚则微，阴虚则涩。

宗祥注：方出自《伤寒论》，该方应当与当归四逆加吴茱萸生姜汤一起学习、一起对照参悟，方能完全领会该方的使用心得，相关条文列于下。

1. 当归四逆汤

【原文】手足厥逆，脉细欲绝者，当归四逆汤主之。（《伤寒论·辨厥阴病脉证并治法》第351条）

若其人内有久寒者，宜当归四逆加吴茱萸生姜汤主之。（《伤寒论·辨厥阴病脉证并治法》第352条）

【原方剂量】当归三两　桂枝三两，去皮　芍药三两　细辛三两　甘草二两，炙　通草二两　大枣二十五枚，擘，一法十二枚

【李可常用剂量】当归45g　桂枝45g，去皮　芍药45g　细辛45g　甘草30g，炙　通草30g　大枣12枚，擘

【煎服法】上七味，以水八升，煮取三升，去滓，温服一升，日三服。

2. 当归四逆加吴茱萸生姜汤方

【原文】伤寒，手足厥逆，脉细欲绝者，当归四逆加人参附子汤主之；若其人内有久寒者，当归四逆加吴茱萸生姜附子汤主之。（《桂林古本伤寒论》）

【原方剂量】当归三两　芍药三两　甘草二两，炙　通草二两　桂枝三两，去皮　细辛三两　生姜半斤，切　吴茱萸二升　大枣二十五枚，擘

【李可常用剂量】当归45g　芍药45g　甘草45g，炙　通草30g　桂枝45g，去皮　细辛45g　生姜125g，切　吴茱萸100g　大枣25枚，擘

【煎服法】上九味，以水六升，清酒六升和，煮取五升，去滓，温分五分。

3. 当归四逆加人参附子汤方

【原方剂量】当归三两　桂枝三两，去皮　芍药三两　细辛三两　甘草二两，炙　木通二两　大枣二十五枚，擘　人参三两　附子一枚，炮，去皮，破八片

【李可常用剂量】当归45g　桂枝45g，去皮　芍药45g　细辛45g　甘草30g，炙　木通30g　大枣25枚，擘　人参45g　附子23g，炮，去皮，破八片

【煎服法】上九味，以水八升，煮取三升，去滓，温服一升，日三服。

4. 当归四逆加吴茱萸生姜附子汤方

【原方剂量】吴茱萸二升　生姜半斤　附子一枚，炮，去皮，破八片　当归三两　桂枝三两，去皮　芍药三两　细辛三两　甘草二两，炙　木通二两　大枣二十五枚，擘

【李可常用剂量】吴茱萸100g　生姜125g　附子23g，炮，去皮，破八片　当归45g　桂枝45g，去皮　芍药45g　细辛45g　甘草30g，炙　木通30g　大枣25枚，擘

【煎服法】上十味，以水六升，清酒六升，和煮取三升，温服一升，日三服。

宋本《伤寒论》与《桂林古本伤寒论》对于该方的应用有几点区别：①宋本无人参、附子而桂本有人参、附子。②宋本用通草，而桂本用木通。木通与通草在使用上是有区别的。③本方适用于厥阴伏寒的治疗。清代郑钦安在注释本条文时言道："手足厥逆正是亡阳之候，正宜大剂回阳，本条所论，余不敢从。"正暗合了桂林古本之意，现今有人对于桂林古本持怀疑态度，认为是后人伪作。言有千言，意有千意，中医的魅力在于疗效，因此仁者见仁，智者见智，以临床疗效来辨别真伪才更为贴切。

足厥阴肝经自足上颠顶，其循行路线绵长，循行部位众多，经头部、颈部、乳房、肝胆、女子胞宫、前后二阴至脚大踇指，如果肝经有寒凝湿成痰，可能会出现颠顶痛、偏头痛、甲状腺疾病、乳腺疾病、肝胆疾病、妇科疾病、前列腺疾病、脚气、灰指甲、血管瘤、静脉曲张、脉管炎等疾病。《伤寒论》中对于疾病的治疗方法有明显的观点，即知犯何逆，随证治之。上面所列出的诸多病证，主要原因多为肝经寒湿留着；以及上面所述部位发生的各种肿瘤、增生、息肉，也多为肝经寒湿加重凝结之后所致。拨开迷雾见真相，疾病症状虽多，但是明白了这些症状产生的根源，那么在治疗的时候就会有依据，就会收发自如，有的放矢。如果不明发病根源，见病治病，永远也解决不了根本问题。临床上经常碰到患者因手术切除甲状腺增生后，又发现乳腺增生，再进行手术切除，随后又发现子宫肌瘤，如此不停地手术，正像割韭菜一样，割了一茬又一茬，手术绵绵无绝期，给患者的心理与生理带来了极大的损害。足厥阴肝经就像一棵树，而这些发病的部位就是这棵树上所结的果子，如果发现果子出现了问题，我们不是要去治果子，而是要看这棵树出了什么问题，只有对症解决了这棵树的问题，树上的所有果子才能健康成长。这些发生在足厥阴肝经循行

部位上因寒湿凝结而形成诸多病证的治疗在于散去足厥阴肝经寒气，则诸病自愈。

病至厥阴，当以三阴病的治疗法则来辨证论治。就《伤寒记》（桂林古本）中的论述来看，当归四逆汤是由桂枝汤与吴茱萸汤的合方加温血、散寒、通络的药物而成，特别是吴茱萸汤，在《伤寒论》的阳明、少阴、厥阴篇都出现过，仔细品读相关的条文，明白了吴茱萸汤的治疗内涵，那么对当归四逆也就明了了。

本方在临床上的功用极大，多年来笔者使用该方的频率极高，总结该方主要治疗肝经寒气留着的病证，临床诊疗时也取得极佳的疗效，特别是对于妇科肿瘤、寒湿脚气、手脚冻疮的治疗亦是效果明显，统计下来，该方所治疗的疾病包括：颠顶痛、偏头痛、甲状腺增生、甲状腺肿瘤、乳腺增生、乳腺肿瘤、胆囊息肉、各种月经病、妇科增生、妇科肿瘤、不孕不育、静脉曲张、脉管炎、血管瘤、脚气、灰指甲，等等，均可以在当归四逆汤的基础上加减使用，具体的治疗案例另有专著论述，在此不详述。

当归生姜羊肉汤散肝经下陷之寒，为局部，为轻症，当归四逆汤散足厥阴肝经自上而下留着之寒，为整体，为重症。

肾气丸

干地黄八钱　山茱萸四钱　粉丹皮三钱　薯蓣四钱　茯苓三钱　泽泻三钱　桂枝二钱　附子一钱

治虚劳少腹拘急、小便不利、消渴、小便反多者。

此治肾气之法也。

此方名曰肾气，其实全是木气的事，曰肾气者，保肾气也，非补肾气也。肾主津液，木性疏泄，疏泄伤耗津液则肾气伤矣。人身之气，金收则水藏，水藏则火秘，火秘则水温，水温则木和，木和则疏泄适宜，不病少腹拘急、小便不利，亦不病消渴小便反多。

小便不利者，木气之疏泄下郁。小便反多者，木气之疏泄太盛。皆木气失根也。木气失根，冲击郁抑则少腹拘急，风木耗津渴而饮水。水气为风气消去，故愈消愈渴，愈渴愈消。小便太多者，风木之疏泄无制也，肾藏津液，津液生于谷食，消渴病多食善饥，谷食所化之津液皆被风木消去，肾无津液所以不能养木而风更盛。

此方重用地黄以滋木息风，用薯蓣以助肺金之收气，以调风木之疏泄，疏泄伤津，木气必滞，故用丹皮以去木滞，用茱萸以降敛木气以止疏泄。土气不湿则中气旋转，木气易于升降，故用苓泽以泄土湿。用桂枝者，达木气之郁，用附子者温水中之寒也，何以既用茱萸以敛木气之疏泄，又用桂枝以助木气之疏泄？茱萸乃敛木气之风，桂枝乃达木气之阳，如敛而不达，愈敛愈郁，必生痞闷也。水寒而得附子则水温木和，疏泄适宜，故小便不过长，亦不过短，故病皆愈，津液不为风气耗伤，然后能养木气，木气不生风，然后能保肾气耳。

世以此方去桂附加黄柏、知母为阴八味，在土燥火炽之人，服之润燥清火甚为相宜。如火炽而土不燥者，服之则寒凉伤中，未有不生他变者也。盖火炽土不燥者，乃中虚不能旋转，上部之火降不下去，火逆既因中虚又用寒凉以败中气，中气亡，故人死耳。尝见中虚火逆之病，医家用黄连、黄芩、生地、麦冬等寒而又润之药以清火，并无培中扶土之药，药一下咽，热反大加，大便滑泻，医家见了热加，以为药轻病重，又将寒凉之药加重用之，热又更加，泻遂不止，昏迷而亡，医家谓黄连系苦从热化之性，所以愈吃愈热，此真古今奇冤。

中虚火炽之家，服了寒凉之药，中气更败，未服寒凉之先，火虽上逆，尚未全然上逆，尚未全逆之火，还在下降，以生土，所以上虽热而不泻，一服寒凉伤了中气，中气到此益发不能旋转，在先尚在下降之火，到此全然上逆，所以热益大增，火全上逆，下部无火，大便滑泻，中气脱根，故人死也。服寒凉之药而热反加者，全是此理。中气旋转，水升火降本是唯一无二现现成成的医理，人都不大往中气学起，所以此理都就沦亡了。

世以地黄为补肾水之药，不知肾藏津液，并无直接补法。地黄乃润木息风之药，非补肾水之药，缘肾水之耗伤，乃被风木盗泻，初因风木盗泻，肾水受伤，继因肾水受伤养不住风木，风木乃更疏泄之故。地黄息风润木，木静风平，肾水自然存在，惟薯蓣补肺金以助降敛，方是生肾水之药耳。世之以寒润药补水者亦如以寒凉药清火是一般的眼光，可悲矣。此病脉弦数，不细数，若细数则危险。

宗祥按： 方出自《金匮要略》，涉及条文 1 条如下。

【原文】问曰：妇人病，饮食如故，烦热不得卧，而反倚息者，何也？师曰：此名转胞不得溺也。以胞系了戾，故致此病，但利小便则愈，

宜肾气丸主之。(《金匮要略·卷下妇人杂病脉证并治》第22条)

【原方剂量】干地黄八两　薯蓣四两　山茱萸四两　泽泻三两　茯苓三两　牡丹皮三两　桂枝一两　附子一两,炮

【李可常用剂量】干地黄120g　薯蓣60g　山茱萸60g　泽泻45g　茯苓45g　牡丹皮45g　桂枝15g　附子15g,炮

【煎服法】上八味,末之,炼蜜和丸梧子大,酒下十五丸,加至二十五丸,日再服。

在《金匮要略》之中,本方出现了三次,除原文中论述外,在"中风历节病脉证并治第五(附方)"中以崔氏八味丸的名称出现了一次,在"血痹虚劳病脉证并治"中以八位肾气丸的名称又出现了一次,主治虚劳腰痛少腹拘急,小便不利。三方的药味、分量、制作、服用方法均完全相同,因此可以认为三方为相同一方,目前市面上所售的中成药"金匮肾气丸"药味也与肾气丸完全一样。

肾气为先天之本,万病不治求之于肾,足以说明维护肾气在中医临床上的重要性,肾气绝,生命亦亡。古文中基于肾气丸的变方数不胜数,临床上也广泛应用于内外、妇科、痈疽、伤科等方面,孙思邈在《备急千金要方》中的记录比较完善,后世医家对于肾气丸的化裁不出其左右。现在有人错误地认为肾气丸只有补肾的作用,甚至认为只有男人才可以服用肾气丸,这些错误的认识,是因为没有建立正确的中医思维,没有明白中医气化理论的本质。肾气丸是在六味地黄丸的基础上加桂枝、附子而成,阴阳双补,滋阴化气,可以壮水之主以制阳光,益火之源以消阴翳。阳得阴助生化无穷,阴得阳助而源源不断。

肾气丸是补肾的祖方,亦是主方。凡是因肾气虚弱而累及他脏的病证,都可以用肾气丸为主方加减来治疗,自肾气丸之后,受其立方思路的启发,后世医家根据临证经验,衍化出众多的补肾治病的良方,比较出名的方剂有六味地黄丸、右归饮(丸)、左归饮(丸)、知柏地黄丸、杞菊地黄丸、补肾丸、济生肾气丸等,读者可以根据其加减药物的不同领会其中精髓。

【治验】

案1　李某,男,43岁,自述咽炎已有3年,曾服用多种消炎药、中药汤剂,时好时坏,嗓中痒,痰黏于嗓部,咳之难出,因多年来服用清火消炎的药物,感觉脾胃特别不适,房事亦力不从心。脉沉细,双尺尤

微，舌淡白少苔，眠差，每日下午不适感加重。考虑足少阴肾经循咽喉而下，咽部正是足少阴肾经的上循之顶点，肾气不足，少阴肾经之气不能通达咽部，故咽部常有发痒、痰黏不出的症状，嘱其服用金匮肾气丸，按说明书的两倍量服用，每日2次。患者服用后约20分钟即欣喜告知，感觉嗓部一股清凉自上向下而去，嗓部不适之感瞬间大为轻松，直呼神奇不已。医告知患者坚持服用则其病可去。4个月后偶遇患者，得知患者精力充沛，诸症均消。后以此法治疗多例慢性咽炎患者，均取得极好的疗效，极大地减轻了患者的痛苦和经济负担。

案2　金某，男，37岁，从事刑警工作。患高血压病多年，服用降压药，但是最近发现降压药的服用量需要增大，且效果不好，特别是低压一度高达110mmHg，下午时头昏沉，血压也较其他时间偏高，诊其双脉沉弱至骨。高血压的产生原因是身体的某个部位出现瘀堵而气血运行不畅，这既是人体自身调节而产生的病证，也是人体的一个报警信号，血压升高就服用降压药，如果停止服用降压药则血压又会升上去，如此反复，说明真正的病因并没有清除掉，只有终生服药，最后依旧病发于高血压所引起的各种心脑血管疾病，给患者的精神与身体带来了巨大的痛苦。中医理论认为长期服用降压药会极大地损害先天肾气，许多服用降压药一段时间之后就会明显地感觉到男性功能的快速下降，更甚者出现了阳痿和男性功能的丧失，知犯何逆，随证治之，才是根本的治疗方法。制方如下：制附子30g，山药45g，红参30g，生龙骨30g，生牡蛎30g，紫石英30g，山茱肉60g，半夏65g，枸杞子30g，酒泡菟丝子30g，盐水补骨脂30g，仙灵脾30g，茯苓45g，泽泻45g，怀牛膝45g，沉香（后30分钟下）6g，紫油桂（后30分钟下）9g，砂仁（后30分钟下）15g，生姜45g，大枣12枚，7剂。这个方子是恩师李可书中所记载的温氏奔豚汤，关于它治疗高血压的原理可查阅《李可老中医急危重症专辑》，此不多述。另外嘱其每日下午3点之后服用金匮肾气丸3丸。中药服完后，患者告知，血压已基本稳定，初服药的3天小便较多，其余没有不适，精神大好，嘱其将金匮肾气丸每日服用2次，上午1丸，下午3丸。

金匮肾气丸是医圣张仲景留给后人最好的保健药方，只有掌握了正确的中医思维和完整的中医气化理论，才可举一反三，将金匮肾气丸的功效发挥出来，对于它的使用，另有专著论述。

薯蓣丸

薯蓣即山药，三十分　麦冬六分　桔梗五分　杏仁六分　干地黄十分　当归十分　阿胶七分　芍药六分　川芎六分　桂枝十分　大枣五十枚，熬膏　党参七分　白术六分　茯苓六分　炙草二十分　神曲十分　干姜三分　柴胡五分　白蔹二分　豆黄卷十分　防风六分

蜜为丸。

治虚劳诸不足风气百疾。

此治木气金气中气以包括虚劳病之法也。此方要点，即在风气百疾的"风"字。这"风"字并非伤风咳嗽的"风"字，就是本身木气不和，动而不得其正之气。但容易看见的只有口眼歪斜，手足抽搐，筋肉眴动，觉得是风。此外的风都就看不见了。木主疏泄，其气本动，郁而不舒，故动而风生。风木一动，第一克土气，第二耗水气，第三煽火气，第四侮金气。

第一克土气者，木本克土，土气旋转须木气调和，木郁风生，则盘塞冲击，土气便不能旋转了。

第二耗水气者，就同有水气的物件，一被风吹，水就干了。肾主藏精，精者，津液所成。风木动则肾气不藏，津液枯耗所以男子遗精女子带下之病，只责木气不调也。下部属水气属肾气男女皆同。

第三煽火气者，乙木上升则化君火，甲木下降则化相火，相火下降则藏于水气之中，又为乙木之根，木郁则乙木不升而君火陷于下，甲木不降，相火逆于上，火气者，动气也，再遇风气煽动，故愈煽愈热了。火之不现热气者，藏在水中故也。

第四侮金气者，金本克木，木主疏泄，金主收敛，金气能敛，木气乃不妄疏泄，金气之收敛虽随中气之右转，亦须木荣风静，方能行其收敛之权。今木郁风动，煽火上焚，金气虽欲收敛而有所不能矣。故曰风者，百病之长五脏之贼也。虚劳之病，其初皆由于木气之妄动，其后皆成于金气之不收。盖金收则水藏，金收则甲木下降，金收则相火归根，相火归根则乙木温和，复生心火而不生风，甲降乙升，土气松和，中气旋转，各经升降之气自然调和，诸病自然消除。是"金收"二字，责任实在不小。金气能收，风木四害皆可不起。所以虚劳之病，

最忌咳嗽也，咳而不愈，金气全败，收气全消，风遂无平息之望，中气无存人遂死矣。

此方重用山药，山药最补肺金而助收敛，加桔梗、杏仁以降肺逆，麦冬以润肺燥，则金气收敛也。当归、地黄、阿胶养血润木。芍药、柴胡降甲木，柴胡降甲木乃间接得，柴胡乃升三焦经之药，善解胆经之结气。川芎、桂枝升乙木。甲降乙升，枯木得润，则风自息也。金木之病，全由中土旋转之衰，故用参、枣、炙草以补中土，土气虚必生湿，故用白术、茯苓补土泻湿。金逆木动经气不和，必生积滞，故用曲、姜以行中土之滞。用白蔹、豆黄卷、防风以疏木气之滞也。此病此方，于中气旋转阴阳升降五行生克一气回环之理，可以概括。苟深思而明之，便入仲景之室矣。

虚劳病皆是风木为殃，故曰风气百疾。风木为殃，金气不收故也。

水火交济则人生，水火分离则人死，分离少则病轻分离多则病重。虚劳之病水火分离，此方只有金木与中土之法，而无水火之法，何也？缘肺金下降则生水，胆木下降则生火，故此方只有金木与中气之法，水火之法即在其中。甲木下降乃生相火之法，不言生君火之法，何也？乙木上升自生君火，非甲木下降乙木不能上升，故不言君火而君火即在其中。火之关系，相火重而君火轻，以生土者，相火而非君火，乙木之根亦水中之相火。君火如草木之花，相火如草木之根，故仲景医经于劳伤各病皆是相火之法。

宗祥注：方出自《金匮要略》，涉及条文 1 条如下。

【原文】虚劳诸不足，风气百疾，薯蓣丸主之。（《金匮要略·卷上血痹虚劳病脉证并治》第 6 条）

【原方剂量】薯蓣三十分　当归　桂枝　神曲　干地黄　豆黄卷各十分　甘草二十八分　人参七分　川芎　芍药　白术　麦门冬　杏仁各六分　柴胡　桔梗　茯苓各五分　阿胶七分　干姜三分　白蔹二分　防风六分　大枣百枚，为膏

【李可常用剂量】薯蓣 150g　当归 50g　桂枝 50g　神曲 50g　干地黄 50g　豆黄卷 50g　甘草 140g　人参 35g　川芎 30g　芍药 30g　白术 30g　麦门冬 30g　杏仁 30g　柴胡 25g　桔梗 25g　茯苓 25g　阿胶 35g　干姜 15g　白蔹 10g　防风 30g　大枣 100 枚，为膏

【煎服法】上二十一味，末之，炼蜜和丸如弹子大，空腹酒服一丸，一百丸为剂。

本方主虚劳诸不足。因风气百疾，身体五脏俱虚，百脉空虚，抗病力弱极易遭受风寒的侵袭，其临床表现既有身体正气虚弱的一面，又有邪气乘虚侵袭的一面。上下左右都病，治法则以恢复中气的升降为主，本方先以八珍汤调和中气，恢复气血的平稳运行，又以桂枝汤调和营卫的平衡，另外配伍敛肺之麦冬、杏仁、桔梗，敛肝息风之阿胶、防风、柴胡，以大枣滋补胃气，整个方子以轴运轮，轴轮并治来恢复中气和气血的运行，体现了四时百病均以胃气为本的治疗思路，又因患者身体虚弱，药力有所不胜，方以丸药来缓图，不可急进求功。凡治各种虚劳、正虚邪恋之证，皆可用扶正祛邪大法，以扶正为主，祛邪为辅。薯蓣丸的立方思路对后世颇有影响，后世出现的许多补气补血、气血双补的方子，如四君子汤、四物汤、八珍汤、十全大补汤、人参养荣汤、参苓白术散、参苏丸等都借鉴此方思路化裁而出。

薯蓣丸对于慢性肾炎有较好的疗效，笔者临床治疗多例慢性肾炎、蛋白尿患者均以此方为基础，在治疗初期可以化丸为汤，根据患者的病情适当改变药物的分量，待病情稳定之后再以丸药缓图，整个治疗过程稍长，特别是丸药要服用一年以上的时间方可彻底治愈，笔者常用薯蓣丸的配比如下。

生山药 300g，当归 100g，桂枝 100g，神曲 100g，干地黄 100g，豆黄卷 100g，炙甘草 280g，红参 70g，川芎 60g，芍药 60g，白术 60g，麦门冬 60g，杏仁 60g，柴胡 50g，桔梗 50g，茯苓 50g，阿胶 70g，干姜 30g，白敛 20g，防风 60g，怀牛膝 60g，车前子（微炒）30g，金蝉花 100g，大枣（为膏）200 枚。

上述药物遵原方炼蜜和丸，其服用方法仍遵原方服法。

本方与肾气丸都可以治疗虚劳，但是肾气丸主治用肾水虚寒引起的肾气阴阳两虚证，而本方主治因肺金不敛，不能制木而导致的虚劳和风气之病。

在《太平惠民和剂局方》中，将本方加入麝香、牛黄、犀牛角、冰片称为牛黄清心丸，主治心志不定，神气不宁，惊恐癫狂，语言谵妄，虚烦少睡，甚至弃衣登高，逾垣上屋，或小儿风痰上壅，抽搐发热，或急惊痰盛发搐，目眩口噤，烦躁等症。现今市面上的中成药牛黄清心丸，功用为益气养血，镇静安神，化痰熄风。用于因气血不足，痰热上扰而引起的胸中郁热，惊悸虚烦，头目眩晕，中风不语，口眼歪斜，半身不遂，言语不清，神志昏迷，痰涎壅盛。两丸剂所载药物虽然构成相同，但在功效描述上有所差别，所治病证的病因均由虚劳引起的虚热上浮、痰热壅塞，所以在临床上常将本方应用于治疗虚劳性高血压病，效果明显，且治愈后不易复发。虚劳性高血压病的典型症状是脉象沉细、弱，低压偏高，下午血压偏高，临床一定要注意辨证方不会错用。

大黄䗪虫丸

大黄二钱　炙甘草二钱　杏仁一钱　芍药一钱　干地黄二钱　桃仁一钱　干漆一钱　䗪虫一钱　水蛭十枚　蛴螬一钱　黄芩一钱

蜜丸小豆大，黄酒调，每服五丸。

治劳伤羸瘦腹满不欲食，两目黯黑，肌肤甲错，内有干血者。

此通滞必须照顾中气之法也。

中气旋转，经气升降，灵通流利，一气回环，百病不生，是曰平人。若是内有干血则气脉不通，脾不能升胃不能降，故腹满而不欲食。血干不润故羸瘦而肌肤甲错。肝开窍于目，肝血干枯，故两目黯黑，此时中气滞涩极矣，如不将干血磨化，则中气愈滞愈减，中气消尽，人遂死矣。但磨化干血宜缓不宜急，更宜顾着中气。

方中大黄、䗪虫、桃仁、干漆、水蛭、蛴螬磨干血也。血干则气滞，杏仁以疏气滞也。血干则生热，黄芩、芍药以清血热也。血干则枯结，地黄以润枯结也。以上各药皆伤中气，用炙甘草以顾中气也。干血磨去，经脉自和，中气旺而升降复其常，斯病去而人安也。治病之要，不可偏补，不可偏攻。不当补而补，因然不合，当攻而不攻，亦必误事。惟在审慎明确，然后定方，既服之后，尤宜随时诊视，以定加减，庶乎可也。若药已中病尚不停药，中气又伤，他病又起矣。此病脉细涩或沉涩。

承气汤下燥结以承中气，此方通滞涩以复中气，凡热证须有燥结，成了实在证候方可攻下，无燥结而病热皆中气虚相火外泻，不惟不可攻，即用凉药清热亦不可，将滋润药杂入并须以中气药辅之，滋润药最败脾胃也，世之用凉药喜杂滋润药，不知用中气药，小病加重，重病即死，不知原理之故。凡承气证日久失下，脉气转微，尽现虚象，认为不可攻，其人必死，而用承气汤亦死，是须变通治之，用厚朴一钱、元明粉一钱，半日不下，再进一剂自然下矣。

承气、理中两方能不拘成见，随症得宜，此必学理既得又多经验方能到此程度，凡虽虚极仍应攻下之证，脉虽微弱，沉部必较有力，必舌上有干黄苔，必口臭，必日暮发热，必腹有痛而拒按也，至于血滞之病，妇女尤多，善诊脉象即不难解决，无滞者脉必软，有滞者脉沉而有力或微而涩也。

丁卯秋在新绛县曾治一三十岁妇人，脐间常痛，食减大半，面色青黄，气短神弱，舌根之右有黄豆大黄苔一点，干而且厚，脉极微弱，沉部稍有涩象，此应攻下之症也，然脉弱不能受药，乃用蒸馍烧炭（不可起烟），开水送下二钱，饭后服，二剂下干粪二小块，痛愈能食，数日痊愈。

己未春在太原治一温病误治之坏病，热已退二十日不大便，不能食，脉细微极矣，右脉沉部较涩，舌上右边有干厚黄苔一细条，用生大黄末二钱，分三次米汤送下，只服三分之二胸开能食，继用当归一钱温服，大便亦通，是同一下法而轻重之间不同，如此可见用诊脉定药时须审明脉证，不可有一句医书存放心头，庶几指下空明，措施曲当，孙真人谓医生须胆大心小，予谓无所谓大无所谓小，适当而已。

宗祥注：方出自《金匮要略》，涉及条文1条如下。

【原文】五劳虚极，羸瘦腹满，不能饮食，食伤、忧伤、饮伤、房室伤、饥伤、劳伤、经络营卫气伤；内有干血，肌肤甲错，两目黯黑，缓中补虚，大黄䗪虫丸主之。（《金匮要略·卷上血痹虚劳病脉证并治》第6条）

【原方剂量】大黄十分，蒸　黄芩二两　甘草三两　桃仁一升　杏仁一升　芍药四两　干地黄十两　干漆一两　虻虫一升　水蛭百枚　蛴螬一升　䗪虫半升

【李可常用剂量】大黄150g，蒸　黄芩30g　甘草45g　桃仁120g　杏仁120g　芍药60g　干地黄150g　干漆15g　虻虫120g　水蛭150g　蛴螬50g　䗪虫30g

【煎服法】上十二味，末之，炼蜜和丸小豆大，酒饮服五丸，日三服。

本方为抵当汤加减变化而来，为去干血之方，体现了大黄的虚证用法。因为有干血必然会有虚热症状，故用黄芩清虚热，而白芍主降胆经调和其他十一经的升降，以利于磨化干血外排。此病典型症状为肌肤甲错，两目黯黑，虽没有明示病变部位，但是根据症状可以判断为干血干枯不能

上荣于目而发病，木气克土，干血凝聚则会导致中气凝滞，如果不将干血磨去，那么中气会逐步消亡。本方中以地黄润木，炙甘草顾护中气，杏仁敛金以疏通滞气，其余诸药磨化干血，用蜜炼丸减缓药性之烈，缓缓磨化干血而不伤中气，这是张仲景立方的妙处所在。

本方治木气病用了攻下的方法，而当归羊肉汤和当归四逆汤则用的是温补木气的方法，小建中汤治疗木气病用的是降胆经、升肝经的方法，但是不管用何种方法治疗木气病，均要以顾护胃气为第一要务，这也是张仲景学术思想的要义所在。

本方对于血管性头痛以及血管瘤均有较好的疗效，特别是用治脑血管瘤，坚持服用，配以建中潜降之药，效果显著。

【治验】

苗某，某单位退休领导，面色黯黑，舌绛，脉涩不利，大便时好时坏，多年来总觉精神不振，西医检查各项指标无异常，特别在季节变化或是天气变化时，浑身难受，曾服用各种中西药物，但症状仍在，无症从脉，嘱大黄䗪虫丸以温黄酒送服。患者服药第四天，鼻涕黏稠，从早至晚，绵延不绝，自述不好意思出门见人，嘱其继续服用。服至第九天时诸症全消，面色红润，浑身自觉轻健许多。询问患者是否曾受过内伤，患者回忆约十年前因游泳溺水，抢救过程中被重力按压肺部，后来还曾咯吐血块。此即病因所在，瘀血内停而导致多年不适，嘱其停服大黄䗪虫丸，继续服用血府逐瘀丸七天善后。数日后电话告知精神大好，身体轻松，多年不愈之失眠亦好。

炙甘草汤

炙草四钱　人参二钱　大枣四枚　阿胶三钱　生地一两　麻仁一钱　麦冬四钱　生姜三钱　桂枝三钱

治伤寒少阳证，经医误治脉结代心动悸者（一名复脉汤）。

此专用滋润之法也。少阳胆经一病伤寒，脉本弦细者，木气疏泄之象，细者疏泄伤津液之象也，经医误治津液更伤，脉转结代，脉之至数本来平匀，津液过伤，血管干涩，脉来不通，故结滞而代。代者，脉来中止，止而复来，此时木枯萎矣，心火生于肝木，木气既枯，心火无源继续不上，故觉心动悸者恐怕之意，故用生地、阿胶、麦冬、麻仁以润木气，桂枝以升肝木而化心火，此等病象中气虚极，故用炙草、人参与枣大补中气，滋润药必腻，补中药多横，佐加生姜通利宣达之性以调其腻通其横。此方一名复脉汤，脉者，血也，血伤不复，故有如此现象，补中以生将来之血（《内经》谓中焦受气取汁变化而赤是谓血，生理学亦谓饮食消化即变成血），滋润以补耗去之血，木气复原故病愈也。

人身经脉，往来升降，细密迅速，全在滑利流通乃不生病，全在中气健运方能四达，故照顾中气保养津液即占医法极多极大势力，学者能于此处用力，废少失也。

既是木枯，为何不用当归？仲景用当归，皆是木寒之病，世之用当归以治木气病者，不论木寒木燥无不用之，又加川芎，芎之升烈，木燥者遇之，木气升散阴分被伤，祸害大矣，于是加以芍药之凉降，生地之滋润，名曰四物汤，为治血之通剂，岂知川芎偏升，芍药偏降，当归性窜，生地性滞，四药成方，无中气之药以为旋转，立是方之意，原欲其互相调和，孰知中央无权，只见其各聘其偏而已，此时方不如经方之要，故学医须先学经方乃上正轨，不过系统学理，人不知研究经方，不善运用，亦成杀人之具也。仲景立法用凉药即不用润药，用润药即不用凉药，而且须有中土药在内，后世凉药、润药同时并用，不加中土药，杀人甚多。

宗祥注：方出自《伤寒论》和《金匮要略》，涉及条文 3 条如下。

【原文】伤寒，脉结代，心动悸，炙甘草汤主之。（《伤寒论·辨太阳病脉证并治法下》第 177 条）

治虚劳不足，汗出而闷，脉结悸，行动如常，不出百日，危急者，十一日死。（《金匮要略·血痹虚劳病脉并治》第 6 条）

治肺痿涎唾多，心中温温液液者。（《金匮要略·肺痿肺痈咳嗽上气病脉证治》第 7 条）

【原方剂量】甘草四两，炙　生姜三两，切　人参二两　生地黄一斤　桂枝三两，去皮　阿胶二两　麦门冬半升，去心　麻仁半升　大枣三十枚，擘

【李可常用剂量】甘草60g，炙　生姜45g，切　人参30g　生地黄250g　桂枝45g，去皮　阿胶30g　麦门冬45g，去心　麻仁45g　大枣30枚，擘

【煎服法】上九味，以清酒七升，水八升，先煮八味，取三升，去滓，内胶烊消尽，温服一升，日三服。

关于本方的论述和使用，历代医家多有见解，彭子益与黄元御观点相同，都认为是主治少阳伤寒，而王继志认为是主治伤寒入少阴之里，两种观点虽然不同，但是出发点相同，因为出现脉结代，心动悸的症状就是少阴亡少阳之前兆，《金匮要略》血痹虚劳病篇中的症状是炙甘草汤的重症。病位在心，其根源则在胃之大络凝滞而导致阴阳气血的虚亏，本方中以桂枝调和营卫，因为症状有脉促所以不用芍药，以炙甘草、人参、生姜、大枣大补脾胃，生津液，麦冬敛降肺气，生地黄、阿胶柔肝养血，麻仁滑通阳明，如此则土木祥和，津液得行，胃之大络通顺，诸症尽去。本方中清酒的作用也不可小视，《素问·厥论篇》中说："酒入于胃，则络脉满而经脉虚"，经脉结代，必然经络不通，辅以清酒，可以通胃之大络而行经络。

在《伤寒论》《金匮要略》之中涉及到"心动悸"这一症状的方子还有苓桂术甘汤和半夏麻黄丸，在治疗时应辨证使用，若证属阴阳气血不足，用炙甘草汤；若因痰饮导致心悸时，用苓桂术甘汤；若因水饮导致心下悸时，用半夏麻黄丸。谨守病机，辨证论治，是张仲景心法精要。

温经汤

当归二钱　川芎二钱　芍药二钱　阿胶二钱　桂枝二钱　吴茱萸三钱　丹皮二钱　半夏三钱　人参二钱　甘草二钱　生姜二钱　麦冬二钱

治妇人少腹寒久不受胎，治崩中去血或月水过多或至期不来，又治带下唇口干燥内有瘀血，又治妇人年五十内有瘀血下利数十日不止，日暮发热，少腹里急，腹满，手掌烦热，唇口干燥。

此治妇人经血之法也。妇人之病与男子同，所不同者月经与胎产而已。其实月经胎产之病，仍一系统原理也，少腹寒久不受孕胎者，水气主藏，木气主升，水木皆寒，藏气与升气不旺也。崩中者，内寒外热，上焦之气因热不降，下焦之气因寒不升，不降则不收，不升则下崩，中虚而木气疏泄也。月水过多者，木气热而疏泄太过。月水不来者，木气寒而疏泄无力也。带下者，木气因经脉阻滞升降失调，郁而疏泄津液外注也。内有瘀血而唇口干燥者，脾阳不能上升，不能化生津液也。年五十下利不止者，五十当月经应止，木气安静之时，内有瘀血，木气失养，因又疏泄，疏泄于前则为崩中，疏泄于后则下利不止也。日暮发热者，内有瘀血，木气枯燥，日暮阳气下降化热也。少腹里急与腹满者，木气为瘀血所阻也。手掌烦热者，瘀血阻碍木气升降之路，手厥阴心包相火不降也（手厥阴心包经过掌心）。

方中以当归、川芎温血以治木寒，芍药以治木热，阿胶以息风燥止疏泄，桂枝配合芍药以升降木气，丹皮以去瘀血，半夏降上逆，麦冬平上热，参、草补中，生姜、吴茱萸温寒去滞也。此方调经之大法，审明脉象以定加减，经血方法全在于此。

丁巳夏，予之霍县任，梁前任夫人病危，卧床不敢动，动则头眩，满屋皆转，予诊其脉，两手皆沉细，右脉较左脉为强，查视前方则仲景温经汤也，问：服方后眩加重乎？曰：然。予仍用原方，将当归、川芎、桂枝、吴茱萸全删去，服一剂安睡一夜，次日即下床行走，并不头眩。因脉既细，吴茱萸温燥伤阴，怎能受得，右脉较强则津液既亏又加肺胃不降之象矣，细为风木疏泄之脉，再加肺胃不降，自必更事疏泄往上冲去，再遇当归之辛窜，川芎之升烈，宜乎眩到不敢动的地步，去此四味则皆养中平风滋木之品，与脉证适宜，故立愈也。可见学医对于古方既须了解其根源，尤须善诊脉象，妙于加减，一些含糊不得，一些依傍不得，予尝谓诊脉之时，即用药定方之时，诊必脉再想药，此胡开也，照成方全写更胡闹也。

宗祥注：方出自《金匮要略》，涉及条文 1 条如下。

【原文】问曰：妇人年五十，所病下利数十日不止，暮即发热，少腹里急，腹满，手掌烦热，唇口干燥，何也？师曰：此病属带下。何以故？曾经半产，瘀血在少腹不去，何以治之？其证唇口干燥，故知之。当以温经汤主之。亦主妇人少腹寒，久不受胎，兼取崩中去血，或月水来过多，及至期不来。（《金匮要略·卷下妇人杂病脉证并治》第 20 条）

【原方剂量】吴茱萸三两　当归二两　川芎二两　芍药二两　人参二两　桂枝二两　阿胶二两　生姜二两　牡丹皮二两，去心　甘草二两　半夏半升　麦门冬一升，去心

【李可常用剂量】吴茱萸 45g　当归 30g　川芎 30g　芍药 30g　人参 30g　桂枝 30g　阿胶 30g　生姜 30g　牡丹皮 30g，去心　甘草 30g　半夏 65g　麦门冬 120g，去心

【煎服法】上十二味，以水一斗，煮取三升，分温三服。

本方以桂枝、芍药调和营卫，当归、芍药、川芎养血，阿胶、牡丹皮柔肝息风，吴茱萸散中焦积寒，生姜、半夏降阳明经气恢复中气升降，麦冬补金生水，诸药相合，肾水充足，阴平阳秘，诸症自然消去。温经汤是治疗妇科疾病的一个重要的方剂，按上面的思路来理解和临床应用，就可以明白本方的组方思路和治疗疾病的基本原理，需要注意的是方中麦冬的使用。

《神农本草经》注：麦冬味甘，平。主心腹，结气伤中伤饱，胃络脉绝，羸瘦短气。久服轻身，不老不饥。此处没有注明麦冬有寒。

《本草经集注》注：麦冬味甘，平、微寒，无毒。主治心腹结气，伤中，伤饱，胃络脉绝，羸瘦，短气。身重，目黄，心下支满，虚劳客热，口干燥渴，止呕吐，愈痿蹶，强阴益精，消谷调中，保神，定肺气，安五脏，令人肥健，美颜色，有子。久服轻身，不老，不饥。从此书开始，言麦冬性寒。

从上述内容可以看出麦冬具有主治心腹结气的功效，可用于治疗因中土虚弱导致阳明经气失降引起的心腹结气，虚实之间的微妙变化，需辨证区别。

后世其他本草书中提到的麦冬均以性寒来论，医家使用时也认为麦冬性寒而少用，但是张仲景在《伤寒杂病论》中的"麦门冬汤"中麦冬使用的剂量达七升，在"温经汤"中麦冬的使用量也达一升，远多于于其方中吴茱萸的用量，如果说麦冬性寒的话，温经汤中麦冬为何用量这么大呢？所以尊医圣与《神农本草经》之意，麦冬性寒一说不可信。对于在这个方子里大剂量使用麦冬的思路，可以参考叶天士的《本草经解》中所述："脾为胃行津液者也，脾血不润，则不能为胃行津液，而伤饱之症生矣；味甘而润，滋养脾血，故主伤饱。脉者血之府，胃与脾合，胃络脉绝者，脾血不统，脉络不与胃相接也；甘润养阴，所以续脉，脾主肌肉，而禀气于胃，脾阴不润，则肌肉不长，而胃气上逆，肺亦能呼不能吸，而气短促矣；麦冬味甘益脾，故主羸瘦，气平益肺，故主短气也。久服肺气充，所以身轻，脾血润，所以不老不饥也"，这是对《神农本草经》中麦冬功用的最好解释。另外值得一提的是徐灵胎根据麦冬生长的特点，观察到麦冬在土中的生长形态是以一根细线连于植株，以援物比类的思维提出了麦冬通肾窍的说法，以此来解释补金生水的道理，可为参考。

本方对于因气血虚亏，津液不足而导致的不孕不育效果明显。上面详谈了麦冬的药性，该方名为温经汤，到底温的是什么经呢？这也是历代医家所迷茫的问题，温经汤怎么温热药不多呢，为什么要大量使用所谓的寒凉麦冬来温经呢？麦冬的使用中给出了答案，麦冬补金生水，说明本方所治疾病是肾水虚亏而导致的诸多症状，明白了这个，就明白了温经汤所温之经为少阴肾经了！

桂枝汤

芍药三钱　桂枝三钱　炙甘草一钱五分　生姜三钱　大枣五枚，去核

水四杯煎成二杯，温服一杯，饮热粥一杯，覆衣取微汗，不汗，再服一杯，如仍不汗，再煎一剂，服如前法，禁生冷、黏滑、肉面、酒酪、五辛、臭恶诸物。

治太阳病中风，项强，头痛，身疼，发热汗出，恶风，脉浮缓者。

此治外感偏于疏泄之病之法也。中气素虚，风伤卫而荣郁，荣郁故发热，荣气疏泄故汗出，风性缓故脉缓，荣卫行身之表，卫伤荣郁，荣卫不和，故项强头痛身热，荣气疏泄与风同性，风盛故恶风。此方用芍药敛荣气之疏泄，用炙草补中气，汗出耗伤中气之津液，故用生姜、大枣和中气以养津液，用桂枝者，桂枝善调荣卫也，服此汤后中气复而荣卫和，故汗出而病解。

宗祥注：方出自《伤寒论》和《金匮要略》，涉及条文 26 条如下。

【原文】太阳中风，阳浮而阴弱。阳浮者，热自发；阴弱者，汗自出。啬啬恶寒，淅淅恶风，翕翕发热，鼻鸣干呕者，桂枝汤主之。（《伤寒论·辨太阳病脉证并治法上》第 12 条）

太阳病，头痛发热，汗出恶风者，桂枝汤主之。（《伤寒论·辨太阳病脉证并治法上》第 13 条）

太阳病，下之后，其气上冲者，可与桂枝汤。方用前法。若不上冲者，不可与之。（《伤寒论·辨太阳病脉证并治法上》第 15 条）

太阳病三日，已发汗，若吐，若下，若温针，仍不解者，此为坏病，桂枝不中与之也。（《伤寒论·辨太阳病脉证并治法上》第 16 条）

若酒客病，不可与桂枝汤，得汤则呕，以酒客不喜甘故也。（《伤寒论·辨太阳病脉证并治法上》第 17 条）

凡服桂枝汤吐者，其后必吐脓血也。(《伤寒论·辨太阳病脉证并治法上》第 19 条)

太阳病，初服桂枝汤，反烦不解者，先刺风池、风府，却与桂枝汤则愈。(《伤寒论·辨太阳病脉证并治法上》第 24 条)

服桂枝汤，大汗出，脉洪大者，与桂枝汤如前法；若形如疟，日再发者，汗出必解，宜桂枝二麻黄一汤。(《伤寒论·辨太阳病脉证并治法上》第 25 条)

太阳病，外证未解，脉浮弱者，当以汗解，宜桂枝汤。(《伤寒论·辨太阳病脉证并治法中》第 42 条)

太阳病，外证未解，不可下也，下之为逆，欲解外者，宜桂枝汤。(《伤寒论·辨太阳病脉证并治法中》第 44 条)

太阳病，先发汗不解，而复下之，脉浮者不愈。浮为在外，而反下之，故令不愈。今脉浮，故知在外，当须解外则愈，宜桂枝汤。(《伤寒论·辨太阳病脉证并治法中》第 45 条)

病常自汗出者，此为荣气和。荣气和者，外不谐，以卫气不共荣气和谐故尔。以荣行脉中，卫行脉外，复发其汗，荣卫和则愈，宜桂枝汤。(《伤寒论·辨太阳病脉证并治法中》第 53 条)

病人脏无他病，时发热，自汗出，而不愈者，此卫气不和也。先其时发汗则愈，宜桂枝汤。(《伤寒论·辨太阳病脉证并治法中》第 54 条)

伤寒不大便六七日，头痛有热者，与承气汤。其小便清者，知不在里，仍在表也，当须发汗；若头痛者必衄，宜桂枝汤。(《伤寒论·辨太阳病脉证并治法中》第 56 条)

伤寒发汗已解，半日许复烦，脉浮数者，可更发汗，宜桂枝汤。(《伤寒论·辨太阳病脉证并治法中》第 57 条)

伤寒，医下之，续得下利，清谷不止，身疼痛者，急当救里；后身疼痛，清便自调者，急当救表。救里宜四逆汤；救表宜桂枝汤。(《伤寒论·辨太阳病脉证并治法中》第 91 条)

太阳病，发热汗出者，此为荣弱卫强，故使汗出，欲救邪风者，宜桂枝汤。(《伤寒论·辨太阳病脉证并治法中》第 95 条)

伤寒，大下后，复发汗，心下痞，恶寒者，表未解也。不可攻痞，当先解表，表解乃可攻痞。解表宜桂枝汤，攻痞宜大黄黄连泻心汤。(《伤寒论·辨太阳病脉证并治法中》第 164 条)

阳明病，脉迟，汗出多，微恶寒者，表未解也，可发汗，宜桂枝汤。（《伤寒论·辨阳明病脉证并治法》第234条）

病人烦热，汗出则解，又如疟状，日晡所发热者，属阳明也；脉实者，宜下之；脉浮虚者，宜发汗。下之与大承气汤。发汗宜桂枝汤。（《伤寒论·辨阳明病脉证并治法》第240条）

太阴病，脉浮者，可发汗，宜桂枝汤。（《伤寒论·辨太阴病脉证并治法》第276条）

下利，腹胀满，身体疼痛者，先温其里，乃攻其表，温里宜四逆汤，攻表宜桂枝汤。（《伤寒论·辨厥阴病脉证并治法》第372条）

吐利止，而身痛不休者，当消息和解其外，宜桂枝汤小和之。（《伤寒论·辨霍乱病脉证并治法》第387条）

下利，腹胀满，身体疼痛者，先温其里，乃攻其表。温里宜四逆汤，攻表宜桂枝汤。（《金匮要略·卷中呕吐哕下利病脉证治》第17条）

妇人得平脉，阴脉小弱，其人渴，不能食，无寒热，名妊娠，桂枝汤主之。于法六十日当有此证，设有医治逆者，却一月，加吐下者，则绝之。（《金匮要略·卷下妇人妊娠病脉证并治》第20条）

产后风，续之数十日不解，头微痛，恶寒，时时有热，心下闷，干呕汗出，虽久，阳旦证续在耳，可与阳旦汤。（《金匮要略·卷下妇人产后病脉证治》第21条）。

【原方剂量】桂枝三两，去皮　芍药三两　甘草二两，炙　生姜三两，切　大枣十二枚，擘

【李可常用剂量】桂枝45g，去皮　芍药45g　甘草30g，炙　生姜45g，切　大枣12枚，擘

【煎服法】上五味，㕮咀三味。以水七升，微火煮取三升，去滓，适寒温，服一升。服已须臾，啜热稀粥一升余，以助药力。温覆令一时许，遍身漐漐，微似有汗者益佳，不可令如水流漓，病必不除。若一服汗出病差，停后服，不必尽剂；若不汗，更服，依前法；又不汗，后服小促其间，半日许，令三服尽；若病重者，一日一夜服，周时观之。服一剂尽，病证犹在者，更作服；若汗不出者，乃服至二三剂。禁生冷、黏滑、肉面、五辛、酒酪、臭恶等物。

由上可以看出，桂枝汤在《伤寒论》和《金匮要略》中的应用范围非常的广泛，单独涉及的条文是所有方子中频率最高的，由桂枝汤药味增

减和药量变化化裁而成的方子数不胜数，这是桂枝汤被后世尊誉为"群方之祖"的原因。桂枝汤为什么会有如此大的作用和魅力呢？我们可以通过桂枝汤药味构成的图示模型来说明。

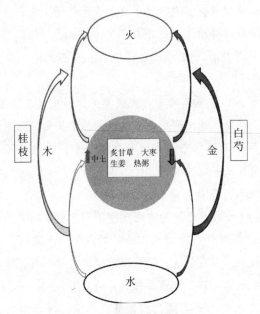

桂枝汤药味构成图示

桂枝汤中桂枝升发阳气，白芍沉降阳气，炙甘草、生姜、大枣温养中土而防止气机升降发生阻塞。阴平阳秘则百病不生。桂枝汤是《伤寒论》中最中正平和的方剂，整个组方体现了中医治病的朴素思想，体现了中医真实的气化原理。《伤寒论》中的诸多变方均有桂枝汤的影子，桂枝汤广泛应用于六经传变的治疗上，贯穿了整个六经辨证体系。

从上图可以看出桂枝汤的方子组成是一个完美的顾护中土，左右升降平衡的方子，所包含药物的配比是一个中正的圆运动平衡升降的构成模型。正是这个中正的特性，被后世医家称之为"群方之祖"，通幽解闭，以平为期是张仲景治病思想的重要法门，也是中医治病的最高境界。阴阳平衡则六经不见，阴阳失衡则六经分现，以平为期是辨别疾病是否痊愈和身体是否健康的标准。《伤寒论》中的所有方子均可以在这个模型之上得到体现，逐个将方子药物代入模型图示，即可知道该方治疗的病位在何经，也可以根据图示的提示来指导治疗的方法和方案，最终根据图示的提示来判断疾病的痊愈和善后，读者可参考。

下面根据桂枝汤图示的原理，将小柴胡汤的气化原理图示列出，读者可举一反三将其他方子代入，逐步体会《伤寒论》的精髓。

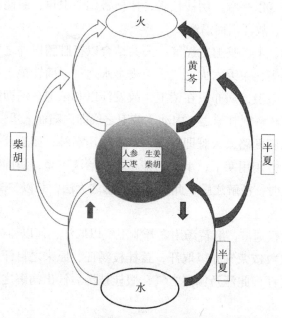

小柴胡汤气化原理图示

小柴胡汤主要的是针对少阳胆经升降失常。少阳根于少阴，少阳升降失常与中土气机不畅相关联。小柴胡汤以柴胡升肝经 ，黄芩清木气之虚热，半夏降阳明经气，人参、炙甘草、生姜大枣培补中土恢复身体气机升降的平衡。小柴胡汤组方的思维方式体现了中医治病的整体观，在临床应用中极为广泛。

麻黄汤

麻黄三钱　杏仁三钱　炙草二钱　桂枝二钱

水五杯，先煎麻黄，减二杯去沫，入诸药，煎二杯，温服大半杯，覆衣取微汗，不用啜粥，余如桂枝汤。

治太阳伤寒项强、头痛、身疼，发热或未发热、无汗，恶寒，脉浮紧者。

此治外感偏于收敛之病之法也。中气素虚，寒伤荣而卫郁，卫郁故恶寒，卫性闭敛，故无汗，寒性急，故脉紧，荣卫行身之表，荣伤卫郁，荣卫不和，故项强头痛身疼，卫气闭敛与寒同性，寒盛故恶寒。

此方用麻黄泄卫气之闭敛，用炙草补中气，卫气闭敛，肺逆作喘，用杏仁降肺气以平喘，用桂枝者，桂枝善调荣卫也，服此汤后，中气复而荣卫和，故汗出而病解。

荣卫者，十二脏腑之经气，公共结合以行脏腑以外之气也。脏腑主里荣卫主表，荣秉木火之气，卫秉金水之气，而皆根于中气，外感之病，伤在荣卫，病亦只在荣卫，故发汗以和荣卫，病即解也。如在荣卫，不速汗解则脏腑之气内动，荣卫之气即内陷而入里，入里之后，只分入脏入腑两路，入脏即病虚寒，方用用温补，四逆证是也，入腑即病燥热，方用用寒下，承气汤证是也，治法不差，病即能愈，然总不如在表之时，汗解之顺，此二方为外感之大法，总以"疏泄、闭敛、中虚"六字为主。

麻黄性极通散，麻黄汤用之开泄卫气以取汗，何以芍药性极降敛，桂枝汤用之收敛荣气亦以取汗，盖桂枝汤证，原来之自汗乃荣气偏郁疏泄而出之汗，此汗乃偏病之气，服桂枝汤后汗出病解之汗，乃荣卫复合之正汗也。

芍药敛荣气，既敛便不应出汗，何以服芍药却能汗出而病解？盖荣卫和乃出正汗，然须荣卫平而后荣卫和，芍药敛疏泄则荣与卫和合故汗出病解。芍药乃泄荣以与卫平之药，麻黄者乃泄卫以与荣平之药也。

桂枝汤的桂枝，系中风、伤寒共用之药，其作用系和经络、调荣卫，桂枝汤的主要药系芍药，与麻黄汤的麻黄系对待的作用。古人命名稍有未到之处，即遗后学之误，其实皆后人不善学之故，知芍药的作用与麻黄的作用是对待的，然后知荣卫寒热也是对待的，知荣卫的寒热是对待的，然后知入腑入脏之理路亦是对待的，对待之间中气也。

陈修园医书为近时医家人人都看之书，而陈氏之解《伤寒串解》将桂枝汤证之有汗认为虚证，将麻黄汤证之无汗认为实证，于荣气疏泄，卫气闭敛，疏泄生热，闭敛生寒之理，一丝不解，令读《伤寒论》者，起头便错。麻黄汤证，卫寒内陷入脏，而用附子、干姜者不少，桂枝汤证，荣热内陷入腑，而用石膏、大黄者不少，不于荣卫之本性上取义，乃以虚实二字，定荣卫表病之理，后人读其书乃深信而不疑，何也？伤寒之病只分表里者，脏也腑也，表者，荣也卫也。初病在表，桂枝汤、麻黄汤发汗即愈，如其不汗，自必陷入脏腑，无论何腑，总不离阳明胃，无论何脏，总不离太阴脾，伤寒大纲如是而已，伤寒之病，里气动而荣卫内陷则凶，里气和平而荣卫外发则吉，中气旺则里气平而荣卫外发，中气虚则里气动而荣卫内陷，陷入腑而用寒下，陷入脏而用温补，亦不至死，如在表之时，治法错乱，则坏病迭出，生死莫卜矣。仲圣《伤寒论》坏病各方，皆起死回生之方也。

凡初病桂枝汤证、麻黄汤证之时，名为太阳证，其实系荣卫证，病在太阳之经，其实系荣卫之事，因荣卫主一身之表，太阳经行身之表故也。发热者，荣气之郁，恶寒者，卫气之郁，荣热者木火之本性，卫寒者金水之本性，五行之性，分则郁，郁则各现其本性，后人乃谓热为太阳之标，寒为太阳之本，不从荣卫上立论，而从太阳标本立论，荣卫之理乱，全部《伤寒论》皆乱，引《内经》以注释仲景《伤寒》，此仲景《伤寒》之所以不明于世也。

陈氏又谓桂枝汤证为风中肌腠，谓麻黄汤证为寒伤皮毛，于荣卫偏胜之义亦不过问，仲景《伤寒论》令后人开首一读即将门闭住，可叹也。肌腠皮毛之说浅而易听，荣卫之说深而难求，医理哪有浅的，试问肌腠皮毛病如何能有寒热骨节病的事？"中"字即"伤"字之义，"风"字即太空动失其正之气，其性疏泄，与"寒"字对看自明。疏泄之病用降敛之药，闭敛之病用疏泄之药，五行六气为病，即五行六气是药也，故人身有病即人身有药，药不过帮助本身之药而已。

如麻黄汤证经过数小时疼痛渐轻，寒热渐少，紧脉转为微脉，面热身痒，是中气自然转旺，荣卫将欲复合，可于桂枝汤内加麻黄用轻剂双解荣卫以帮助调和，自然满身温暖似汗非汗而病解。麻桂二方之理乃外感各病之准则，二方明了则外感以及温病之要领得矣。

圆运动乃离心力与向心力两种作用融合而成，在宇宙的气化春夏为离心力，秋冬为向心力，在人身的气化，荣气为离心力，卫气为向心力，桂枝汤证离心力偏胜也，麻黄汤证向心力偏胜也。偏则不圆，不圆故病，内伤病经医治错，数年不死，外感病经医治错，数日即死，气化分开，圆运动消灭之故耳。凡时令上发生之感冒症皆是离心力偏胜或向心力偏胜之病，时气之偏与人气之偏同则病感，感者感通也，时气之偏与人气之偏异则病冒，冒者，冒犯也。

桂枝汤、麻黄汤立法明确，界限清楚，但用法须活尝见乡村习惯凡遇发热恶寒、项强身痛之感症，吃酸辣汤面一大碗，登时汗解而愈，用享有醋、盐、辣椒煮软面条，多汤热吃，恶寒多发热少者，醋少辣椒多，发热多恶寒少者，醋多辣椒少，实际上比用桂枝麻黄汤效速而功稳，盖醋有芍药收敛之益，无芍药苦寒败阳之害，辣椒辛散，比较麻黄不伤阳气，盐为氯钠化合而成，钠性上升，氯性下降，升降化合极补中气，面乃谷食，极补中生津，盐与面较炙甘草、大枣之补中不偏于横滞，辣椒可抵生姜、桂枝之温通，故酸辣汤面的理由即麻黄桂枝汤的理由，而麻桂汤尝有用不得当反致加病，酸辣汤如一病即用，从不闻见效不速与发生流弊者。西医之阿司匹林治外感发热出汗即效，惜无盐面之功用辅之，故尝有出汗后生他病者。

予用麻黄桂枝汤法以治外感身疼发热恶寒，用薄荷三钱、乌梅肉去核三钱、冰糖五钱、白糖五钱，寒多热少乌梅减半，热多寒少薄荷减半，脉象虚松者减去白糖，脉象重按有力者减去冰糖，历用此方见效妥速，薄荷有麻黄开发之功无麻黄败阳之过，乌梅有芍药收敛之功无芍药苦寒之过，糖养中气而不横滞故也。

凡外感之病于荣卫中气之理求之，于桂枝麻黄汤之理求之便有解决之法。外感风寒不于病在荣卫之时由汗而解，里气内动荣卫内陷，便成脏腑之病矣。医家少有将仲景《伤寒论》彻底求了解者，所以一病外感即有生命之忧，治法倘坏故也，但是去读陈修园解释《伤寒论》无法了解了。

宗祥注： 方出自《伤寒论》，涉及条文9条如下。

【原文】太阳病，头痛发热，身疼，腰痛，骨节疼痛，恶风，无汗而喘者，麻黄汤主之。(《伤寒论·辨太阳病脉证并治法中》第35条)

太阳与阳明合病，喘而胸满者，不可下，宜麻黄汤。(《伤寒论·辨太阳病脉证并治法中》第36条)

太阳病，十日以去，脉浮细而嗜卧者，外已解也。设胸满胁痛者，与小柴胡汤。脉但浮者，与麻黄汤。(《伤寒论·辨太阳病脉证并治法中》第37条)

太阳病，脉浮紧，无汗，发热，身疼痛，八九日不解，表证仍在，此当发其汗。服药已，微除，其人发烦目暝，剧者必衄，衄乃解。所以然者，阳气重故也。麻黄汤主之。(《伤寒论·辨太阳病脉证并治法中》第46条)

脉浮者，病在表，可发汗，宜麻黄汤。(《伤寒论·辨太阳病脉证并治法中》第51条)

脉浮而数者，可发汗，宜麻黄汤。(《伤寒论·辨太阳病脉证并治法中》第52条)

伤寒脉浮紧，不发汗，因致衄者，麻黄汤主之。(《伤寒论·辨太阳病脉证并治法中》第55条)

脉但浮，无余证者，与麻黄汤。若不尿，腹满加哕者，不治。(《伤寒论·辨阳明病脉证并治法》第232条)

阳明病，脉浮，无汗而喘者，发汗则愈，宜麻黄汤。(《伤寒论·辨阳明病脉证并治法》第235条)

【原方剂量】麻黄三两，去节　桂枝二两，去皮　甘草一两，炙　杏仁七十个，去皮尖

【李可常用剂量】麻黄45g，去节　桂枝30g，去皮　甘草15g，炙　杏仁28g，去皮尖

【煎服法】上四味，以水九升，先煮麻黄，减二升，去上沫，内诸药，煮取二升半，去滓，温服八合，覆取微似汗，不须啜粥，余如桂枝法将息。

麻黄汤与桂枝汤均可以调和营卫，但两方主治不同。麻黄汤主治太阳伤寒，是指外邪侵入人体而引起的卫强营弱而出现的病证。卫强营弱则会寒邪束裹身体导致全身无汗而发热浑身骨节酸痛。桂枝汤主治太阳中风，是指外邪侵犯肌体，正气起而抗邪，反应过度，营强卫弱而导致发热汗出。临床应用两个方子的辨别要点为是否有汗出。针对发汗程度的不同，张仲景再随后又立有麻桂各半汤、麻一桂二汤、越婢汤三方。在《伤寒论》113个方子中，麻黄汤、桂枝汤、麻桂各半汤、麻一桂汤、越婢汤是抵御外邪入侵的五个关口，其余个方是外邪突破防御之后，逐步深入人体的补救方剂。万病不出六经，张仲景之法精妙之极，只有辨证准确，才能抓住邪气在六经的传变规律，才能祛邪外出。

李可老认为现代人体质多虚，阳虚者十分之九，阴虚者难以见一，六淫之中又以风、寒、湿邪为害尤重，实热证少之又少，因此对于外感风寒，不可单一而视，所有外感必夹内伤，在治疗时，不可单独使用麻黄汤、银翘散等，要注意防止邪气内侵，用药时应托邪外出，尊李可老之意立下方以通治外感：麻黄9g，制附子15g，细辛10g，炙甘草10g，人参

15g，乌梅 15g，桔梗 15g，生姜 4 片，大枣 6 枚，带须葱头 9 个，黑豆 30g。春天加柴胡 30g、黄芩 15g，夏天加升麻 30g、制附子 30g，秋天加苍术 15g、神曲 10g、麦冬 30g。如有高热，均可暂加生石膏 60~120g。因小儿服用麻黄后会出现声音沙哑的情况，在使用上方时应以紫苏叶代替麻黄，要注意根据不同个体，不同地域，在上方基础上对药物、药量加减使用。

对麻黄的使用和认识当属甘肃名医王继志，他尊《黄帝内经》的理论为宗旨，结合《神农本草经》和吸取历代医家观点所述，对于麻黄的作用给出了充足的理论依据，对于麻黄的禁忌证亦作了充分的说明，可叹历代名医，对于张仲景的麻黄汤、桂枝汤这两个方子，大多随文附会，没有从根本上通晓其内涵。明朝李时珍指出麻黄为发散肺金火郁之药，虽指出了麻黄的基础功效与作用，但是他没有说明，金气通于肾，可通调水道而下输膀胱以泄卫气之寒。

【治验】

2016 年曾治疗温州一 36 岁妇女，患有奔豚怪病多年，近 8 年来半夜醒即晕倒，苦不堪言，心里恐惧，询问病情得知，患者十余年来几乎滴汗不出，遂用温氏奔豚汤合麻黄、附子、细辛，附子用量逐日累加，同时根据病情将麻黄逐步加量，直至麻黄加至 90g，服药后患者突然出现一身黏稠大汗，症状随之消去，随访至今未有复发。

四逆汤

炙甘草三钱　干姜三钱　附子三钱

治伤寒太阴脏病，自利时腹自痛，腹满而吐，食不下者。

此治太阴脾脏病之法也。脾乃阴脏，阴中有阳则经气上升与胃经合成一圆运动，病则阴中阳消，经气下陷，阳陷则寒故腹满自利，病为太阴一气独盛，胃阳因之消减不能化阴下降，故吐而食不能下，脾胃为中土之位，中土生于相火，火灭水寒，木气失根郁而不通故腹自痛，此火土两寒中气将脱，危险极矣。

方中用炙甘草、干姜温补中气以回脾胃之陷逆，以复脾胃之土气也。用附子温肾水之寒以救火，水温则木和而腹不痛，土生于火，火存则土气复也。此病较理中汤丸之证重大危险，因理中汤丸之病，中土虚寒，寒水尚未灭火之证病，此则中土虚寒，寒水已在灭火，火将立刻消灭，土将立刻败亡之病。

伤寒病致死最速，有得病二三日即死者，皆此病也，中气虚寒之人最怕下寒，中下皆寒，土火俱败，故死甚速也，如此重大危险，死在顷刻之病，只用炙甘草、干姜温补中气，用附子温水气，即能起死回生，经方中气之理大矣哉！

宗祥注：方出自《伤寒论》和《金匮要略》，涉及条文13条如下。

【原文】伤寒脉浮，自汗出，小便数，心烦，微恶寒，脚挛急，反与桂枝汤，欲攻其表，此误也，得之便厥。咽中干，烦躁，吐逆者，作甘草干姜汤与之，以复其阳。若厥愈、足温者，更作芍药甘草汤与之，其脚即伸。若胃气不和，谵语者，少与调胃承气汤。若重发汗，复加烧针者，四逆汤主之。（《伤寒论·辨太阳病脉证并治法上》第29条）

伤寒，医下之，续得下利，清谷不止，身疼痛者，急当救里；后身疼痛，清便自调者，急当救表。救里宜四逆汤；救表宜桂枝汤。（《伤寒论·辨太阳病脉证并治法中》第91条）

病发热头痛，脉反沉，若不差，身体疼痛，当救其里，宜四逆汤。（《伤寒论·辨太阳病脉证并治法中》第92条）

脉浮而迟，表热里寒，下利清谷者，四逆汤主之。（《伤寒论·辨阳明病脉证并治法》第225条）

自利不渴者，属太阴，以其脏有寒故也，当温之，宜服四逆辈。（《伤寒论·辨太阴病脉证并治法》第277条）

少阴病，脉沉者，急温之，宜四逆汤。（《伤寒论·辨少阴病脉证并治法》第323条）

少阴病，饮食入口则吐，心中温温，欲吐复不能吐。始得之，手足寒，脉弦迟者，此胸中饮实，不可下也，当吐之；若膈上有寒饮，干呕者，不可吐也，宜四逆汤。（《伤寒论·辨少阴病脉证并治法》第324条）

大汗出，热不去，内拘急，四肢疼，又下利，厥逆而恶寒者，四逆汤主之。（《伤寒论·辨厥阴病脉证并治法》第353条）

大汗，若大下利而厥冷者，四逆汤主之。（《伤寒论·辨厥阴病脉证并治法》第354条）

下利，腹胀满，身体疼痛者，先温其里，乃攻其表，温里宜四逆汤，

攻表宜桂枝汤。(《伤寒论·辨厥阴病脉证并治法》第372条)

吐利汗出，发热恶寒，四肢拘急，手足厥冷者，四逆汤主之。(《伤寒论·辨霍乱病脉证并治法》第388条)

既吐且利，小便复利，而大汗出，下利清谷，内寒外热，脉微欲绝者，四逆汤主之。(《伤寒论·辨霍乱病脉证并治法》第389条)

呕而脉弱，小便复利，身有微热，见厥者，难治，四逆汤主之。(《金匮要略·呕吐哕下利病脉证治》第17条)

【原方剂量】甘草二两，炙　干姜一两半　附子一枚，生用，去皮，破八片

【李可常用剂量】甘草30g，炙　干姜23g　附子23~30g，生用，去皮

【煎服法】上三味，以水三升，煮取一升二合，去滓，分温再服，强人可大附子一枚，干姜三两。

四逆汤是首列在太阴篇用来治疗阴胜格阳危症的方剂。太阴为三阴之首，邪气从三阳传变至此，热极生寒，水寒灭火，火不生土则中土将败。附子作为唯一升肾水寒之药，水温火旺，补火生土，中土生化之源稳固，则阻寒邪于太阴。太阴为三阴之门户，四逆汤为太阴之主方，因此在对于三因病的治疗上均以四逆汤为基础，也就是以附子的使用为基础。附子的使用自宋朝之后走了偏路，这是因为中医理论的传承出现了偏差，中医的气化理论与中药的四气五味失去了正确的联系，恩师李可一生使用附子达数十吨，在一个方子中附子的使用量可高达600g以上，救活了无数危重患者。医生没有正确认识和使用药物，就像一位将军失去了武器一样，如何能打胜仗，于顷刻间挽救危急呢？恩师李可对附子的正确使用真正体现了中医的气化原理，而对于附子更多的使用方法和禁忌证的解读，在另一专著已有论述，此不多述。

附子汤

附子三钱　芍药三钱　白术四钱　茯苓三钱　人参二钱

治伤寒少阴病，手足寒，背恶寒，蜷卧，但欲寐，骨节痛，脉沉而微细者。

此治少阴肾脏病之法也。《伤寒论》分太阳、阳明、少阳、太阴、少阴、厥阴六经，六经六气，少阴君火，其气为热，五行之理，病则见其本气，少阴本应病热，惟癸水与丁火同为少阴，病则癸水现其本

气，水性为寒，寒水灭火，故少阴病寒也。平人癸水不灭丁火者，中气旋转癸水升丁火降而水火交也。土生于火，火灭故土败，土败则中气亡故人死也。少阴病火灭土败，木无生机，郁而克土，此时土气有木来克，无火来生，故少阴土败人死较太阴速也。四末秉气于中土，土中阳实则手足热蒸而出热汗，土中阳灭则手足寒冷也，阳降入阴则寐，水寒无阳故蜷卧，但欲寐而不能寐也。肾主骨，肾寒故背恶寒，水寒土湿木郁风生则骨节痛也。肝主血，脉者血之波也，肝木寒陷而风生，生气沦亡，故脉沉而微细也。凡少阴、厥阴之死皆火土败脾阳绝之故，与太阳腑、阳明腑、少阳腑之下证皆胃家实之故，为对待的关系，故三阳皆统于胃，三阴皆统于脾也。

方用附子补肾阳以温水寒，以培中土之根，白术、茯苓补中土去水湿，人参补中气，芍药平风木以安附子，使附子补起肾中之阳气不动摇也。此方不用甘草者，肝肾之药喜透下行，不喜甘缓之性留滞在中也。

宗祥注：方出自《伤寒论》，涉及条文 1 条如下。

【原文】少阴病，身体痛，手足寒，骨节痛，脉沉者，附子汤主之。（《伤寒论·辨少阴病脉证并治法》第 305 条）

【原方剂量】附子二枚，炮，去皮，破八片　茯苓三两　人参二两　白术四两　芍药三两

【李可常用剂量】附子 45g，炮，去皮　茯苓 45g　人参 30g　白术 60g　芍药 45g

【煎服法】上五味，以水八升，煮取三升，去滓，温服一升，日三服。

本方与真武汤仅差 1 味药，以人参易生姜而成，两方的作用都在于温肾利水，附子汤所治疗的是因中土虚导致的肾水寒而引起的病证，为少阴主病，真武汤所治疗的是因中土虚且寒引起的肾水虚寒导致水气外溢而引起的病证，为二阴并病。两方在使用上有细微的差别，在临床上只要诊断为肾水寒所引起的各种病证，均可以将两方合二为一使用，其治疗思路是重在补中土之虚、散中土之寒，补土治水、以水统水。

【治验】

曾治疗一男子，34 岁，腰部酸痛，常有腹痛，晨起手指关节、脚腕胀痛，便干，脉沉，手脚出冷潮，下午常有莫名其妙的咳嗽。制方如下：

炮附子45g，白芍45g，茯苓45g，白术60g，党参30g，生姜45g，服5剂后诸症痊愈。

少阳根于少阴，方中白芍降胆经，使少阳之火稳固于少阴之上，肾水温升，土木祥和，气化升降归于常态，此白芍妙用之理。

乌梅丸

乌梅三十枚　附子六钱　蜀椒四钱　黄连六钱　黄柏六钱　干姜八钱　人参六钱　桂枝六钱　当归四钱　细辛六钱

共捣，筛，蜜为丸，如梧子大。饭前服二十丸，日三服，稍加至三十丸，禁生冷滑物臭食等。乌梅先用醋浸一宿，饭上蒸，捣如泥，合药捣。

治伤寒厥阴病，脉细，厥热往还，消渴，气上冲心，心中热痛，饥而不欲食，食则吐蛔，心烦，有时安静，静而复烦。

此治厥阴肝脏病之法也。脉细者，厥阴木气之生气微也，木主疏泄，其脉为弦，由弦而细，则疏泄之至也。厥热往还者，厥阴乃阴极阳生之气，病则或见母气之寒或见子气之热也，故厥后复热或热后复厥也。平人之厥阴不病厥热者，中气旺而水火交也。厥阴一病，风木克土，中气早败，水火分离，于是厥而复热，热而复厥，厥热往还，热多则中土复而人生，厥多则寒水灭火，火土俱败而人死也。消渴者，风木疏泄，津液消耗，渴而欲饮，饮而仍渴也。气上冲心者，风木之气因水寒脱根而上冲，肝木本生心火，风气上冲故心觉冲。心中热痛者，木本生火，风气上冲，则心中热痛也。饥不欲食者，风气消耗津液则饥，土气早败，则饥而不欲食也。食则吐蛔者，木气之中寒热沤住则虫生，虫喜温而恶寒，厥阴之病，中下皆寒，虫避寒就温，食后胃之上脘温气较多，虫上上脘则吐出，故吐蛔也。此病水寒火热，土败木枯，方用乌梅生津液敛疏泄以养风木，附子、蜀椒温水寒，黄连、黄柏清火热，干姜、人参温补中土，桂枝、当归温润木气而达肝阳，细辛温降冲气也。阳明病燥，太阴病湿，少阴病寒，厥阴病风，风者木气也，木气主动，水温土运，升降互根，春风和畅，则木气之动为生气。水寒土败，升降无根，摧崩残折则木气之动为风气，风者百病之长，五脏之贼。乌梅丸者，厥阴诸证风气之性情所发现也。此病与少阴附子汤证者加泄利易死，阳已不回，故死极速。

宗祥注： 方出自《伤寒论》，涉及条文 2 条如下。

【原文】伤寒，脉微而厥，至七八日，肤冷，其人躁，无暂安时者，此为脏厥。非蛔厥也，蛔厥者，其人常自吐蛔，今病者静，而复时烦者，此为脏寒。蛔上入膈，故烦，须臾复止，得食而呕，又烦者，蛔闻食臭出，其人当吐蛔也。蛔厥者，乌梅丸主之，又主久利。（《伤寒论》辨厥阴病脉证并治法第 338 条）

蛔厥者，当吐蛔，令病者静而复时烦，此为脏寒，蛔上入其膈，故烦，须臾复止，得食而呕，又烦者，蛔闻食臭出，其人常自吐蛔。蛔厥者，乌梅丸主之。（《金匮要略》趺蹶臂肿转筋狐疝蛔虫病脉证治）

【原方剂量】乌梅三百枚　细辛六两　干姜十两　黄连十六两　附子六两，炮，去皮　当归四两　黄柏六两　桂枝六两，去皮　人参六两　蜀椒四两，出汗

【李可常用剂量】乌梅300g　细辛90g　干姜150g　黄连250g　附子90g，炮，去皮　当归60g　黄柏90g　桂枝90g，去皮　人参90g　蜀椒60g，出汗

【煎服法】上十味，异捣筛，合治之。以苦酒渍乌梅一宿，去核，蒸之五斗米下，饭熟捣成泥，和药令相得，内臼中，与蜜杵二千下，丸如梧桐子大，先食，饮服十丸，日三服。稍加至二十丸，禁生冷、滑物、臭食等。

历代医家均以乌梅丸为厥阴病的主方，对于厥阴病，自古以来论述都认为，死证居多，病因复杂，寒热难辨而增加了诊治的难度，通过对《伤寒论》的学习，我主要有以下的体会：

伤寒论中厥阴病的主证是乌梅丸证，在表面看是脏厥和蛔厥的鉴别，实际上是已经直接指出了患者病入厥阴后主要在脏厥，由此可见，厥阴篇的实质是在脏寒的基础上，形成的寒热错杂证。以论述蛔虫对人体内冷热环境的变化而上下迁徙的现象，生动地表明了厥阴病的基本症状为上热下寒，书中对乌梅丸作为厥阴病的主方的说明和应用，可能会让人觉得乌梅丸是驱蛔虫的方子，其实不然。《黄帝内经》中曰："必伏其所主，而先其所因，或收或散，或逆或从，随所利而行之。调其中气，使之和平"，是厥阴之治法也。本条文最后一句"又主久利"更加说明了乌梅丸的治疗范围，它可以广泛应用于厥阴寒热错杂症，驱蛔虫只是基本功能。通过以上的分析我们可以看到乌梅丸并不是一个专门驱蛔虫的方子而是一个治疗厥阴病的主方。

《伤寒论》337 条对"厥"做了一个补充说明"凡厥者，阴阳气不相顺接，便为厥，厥者，手足冷者是也"，直接揭示了厥阴病末期的本质为阴阳不相顺接，阳脱阴散。疾病发展至厥阴末期，是一个较为漫长的过程，也是一个人体阳气逐步耗损的过程，此时人体阳气已衰，阴寒之气冰凝于五脏六腑，阻碍人体气机的正常运行，中气大衰，无力运化，人体阴阳两气处于若即若离的状态，命悬一线，随时可能阳脱阴散而生命终结。黄元御《四圣心源》中说："阴阳既脱，无方可医，于其将脱之前，当见机而预防也。"此时中医辨证治疗思路应是为中气的运化和阴阳两气的相接创造条件，即宜破阴回阳，交通上下，重建中气。乌梅丸实由数方组成，蜀椒、干姜、人参乃大建中汤之主药，大建中汤可以恢复中气的升降功能；附子、干姜乃四逆汤之主药，功在回阳救逆，肝肾乃相生关系，子寒未有母不寒者，故方含四逆汤，母虚则补其母；当归、桂枝、细辛为当归四逆汤之主药，也可以认为后面的当归四逆汤就是从乌梅丸之中化裁出来的；黄芩、黄连、人参、干姜、附子有泻心汤之意。所以说乌梅丸可以复中土升降之职来调其寒热，平和阴阳，故人体得安。

笔者徒弟豪杰用乌梅丸治疗妇女外阴白斑取得了较好的疗效。

人参白虎汤

生石膏一两，碎　知母三钱　炙甘草二钱　粳米一两　野党参五钱

治伤寒汗后脉浮滑烦渴者，又脉滑而手足厥冷者，又烦渴身重背微恶寒者。

此治伤寒阳明腑病初期之法也。大承气汤证为阳明腑病之结果，人参白虎汤证为大承气汤证之初期，缘阳明燥金，金本收敛，燥更伤津，腑又属阳，故阳明一病即阳燥敛结，将肠胃中之津液饮食、粪便燥干结塞而成大承气汤之下证。大承气汤之自汗恶热、手足热汗、日暮潮热、谵语、腹满痛拒按、六七日不大便皆津液伤亡阳燥结塞之故，但必由人身白虎汤证失治而来，人参白虎汤伤燥起之方也。脉浮滑者，津液为燥热煎熬如锅内水沸之象也。烦渴者，燥伤津液也。手足厥冷背微恶寒者，里有燥热。阴气孤阳于外也。身重者，燥热伤津，经脉不和也。

人身津液起于中焦，成于上焦，注于下焦，胸上为上焦，脐下为

下焦，中为中焦，非三角相火之三焦，三焦相火之三焦，脂肪也。津液既成于肺家，生石膏即清肺燥，肺燥而得石膏，登时清润下降，津液立刻复生直透膈膜而下，故心气清而烦止，胃气润而渴消，热结清通，阴阳复合而厥冷恶寒止，经脉通而身轻也，服此方后有如炎暑久干田禾枯槁，空气之中燥气填塞，令人坐卧不安，烦闷无奈，忽然大雨下降，暑气全消，雨过天晴禾苗勃起，清爽之气令人怡然也。凡温病止闷热、神昏、谵语者一服石膏，往往腹泻热加，以至泻不止而人死者，何也？此非石膏之过，不善用石膏者之过也。盖用石膏之病，燥气只在肺金，中气未有不虚者，并无火土实热之事，而世之医方既用石膏又用黄芩、黄连、栀仁、连翘、麦冬、生地、荆芥、桔梗、枳实、大黄以乱之败火寒中，滋湿腻脾，耗气滑肠诸凶齐起，此方下咽，病立加重，腹泻频频，人遂死矣，以致石膏之能无有显著，且将连、芩等药之罪都坐在石膏名下，遂致酿成不可用石膏之风气，此皆未曾将人参白虎汤得理法考究明白之故也。石膏不可用火煅，须用生的方是。

白虎汤用炙甘草补中气也，用粳米生津液顾土气也，补中顾土，然后用石膏以清肺金之燥，然后用知母以助石膏之力，知母清热而不湿脾之品。汗后气伤，气乃津液之源，故又加人参以补气，此是何等的理法，补中、补土、补气，以助石膏成清热之功。此经方之定法也，后人清燥而又用败中败土败火、滋湿耗气之药，焉得不将轻病治重，重病治死也。譬如房屋顶上有灭烛之物，必须用坚固之高梯，选轻捷之能人，升梯上房而除之，又须用可靠有力之人，将梯扶稳而后升梯之人安稳上去，安稳下来，屋顶灭物既得除去，屋亦不伤，人亦不伤，此人参白虎汤之正义也。今也不然，钩杆齐施，东拉西折将屋顶灭物连屋带人一齐掀倒，此今人用石膏之大概也。呜呼！中气之理不明久矣，医家能知人参白虎汤之法，必不致肆用凉药以杀人也。此方用之妥当燥去津生，即不成承气之危险证。

石膏专清肺燥，研碎生用，但分量不可太轻，轻则无力，如中下有寒，切不可用，忌用熟者。体实脉强而有力之人，暑天汗出热烦，用生石膏加人参煎汤热服，益气生津令人登时神爽，神品也。白虎汤证手足冷背微寒与少阴附子汤证手足冷背微寒相似，如误认则立刻杀人，少阴脉微而沉，不出热汗，不燥渴也。

宗祥注： 方出自《伤寒论》，原名为白虎加人参汤，涉及条文5条如下。

【原文】服桂枝汤，大汗出后，大烦渴不解，脉洪大者，白虎加人参汤主之。（《伤寒论》第26条）

伤寒，若吐，若下后，七八日不解，热结在里，表里俱热，时时恶风，大渴，舌上干燥而烦，欲饮水数升者，白虎加人参汤主之。（《伤寒论·辨太阳病脉证并治法下》第168条）

伤寒，无大热，口燥渴，心烦，背微恶寒者，白虎加人参汤主之。（《伤寒论·辨太阳病脉证并治法下》第169条）

伤寒，脉浮，发热，无汗，其表不解者，不可与白虎汤，渴欲饮水，无表证者，白虎加人参汤主之。（《伤寒论·辨太阳病脉证并治法下》第170条）

若渴欲饮水，口干舌燥者，白虎加人参汤主之。（《伤寒论·辨阳明病脉证并治法》第222条）

【原方剂量】知母六两　石膏一斤，碎，绵裹　甘草二两，炙　粳米六合　人参三两

【李可常用剂量】知母90g　石膏250g，碎，绵裹　甘草30g，炙　粳米150g　人参45g

【煎服法】上五味，以水一斗，煮米熟汤成，去滓，温服一升，日三服。

本方在《金匮要略》中用于太阳中暍的治疗。白虎汤最易让人产生迷惑，因为世人均用石膏泄热，但在《伤寒论》中，用于"微恶寒"，又如此大量，多有不解。

《神农本草经》中记载石膏味辛，微寒，无毒。张元素认为石膏可以止阳明经头痛，治疗发热恶寒，日哺潮热，大渴引饮，中暑熏热，牙痛的症状，弥补了《本经》中石膏用法的不足。

白虎汤可以解阳明经之热，阻断邪气在阳明与水热互结出现承气汤证，陈士铎在《本草新编》中认为石膏为救死之药。

在《医学丛谈·温病汗泄篇》中彭子益对于石膏的用法注解最为实用，对于石膏的解释与认识优于其他本草书籍，可参考学习之。

【治验】

案1　李某，省直机关干部，每次饮酒之后轻则唇周干燥，重则唇

周脱皮，且口渴饮水较多，脉洪大，舌红少苔，制方如下：知母30g，生石膏75g，炙甘草15g，人参15g，粳米75g，水煎米熟汤成，分3次服，每次饮酒后服2剂。约1个月后告知，服药1次后，症状未再发作。

案2 范某，生意人。自述多年来饭后必解大便，近1年来更是放下饭碗就要如厕，每顿饭都是如此，以致于对吃饭产生了恐惧，苦不堪言。查《桂林古本伤寒论》太阴篇条文："遗矢无度，黄芪理中汤主之"，遂予下方：黄芪60g，白术45g，党参45g，干姜45g，炙甘草30g，升麻45g，7剂。患者服至第5剂时即告知症状减轻，服完7剂后豁然痊愈，但又告知，每次吃饭时头汗如雨，湿透衬衣，此是阳明经热，予以下方：知母90g，生石膏250g，炙甘草45g，生晒参45g，粳米150g，5剂，患者服完1剂后汗减大半，继服则疾去人安。

桃核承气汤

桃仁五十个，去皮尖　桂枝二两，去皮　大黄四两　芒硝二两　炙甘草二两

治伤寒太阳表证已解，其人如狂，小腹结急，脉沉者，如血下自愈，表证未解者须先解表。

此治太阳膀胱腑病之法也。腑阳脏阴，脏病则寒，腑阳则热。故《伤寒论》凡是脏病皆用干姜、附子以温寒而救阳，凡是腑病皆用大黄、芒硝以下热而救阴。太阴脾脏、少阴肾脏、厥阴肝脏之病，必经下利然后发生死证，故三阴皆以脾脏为主。阳明胃腑、太阳膀胱腑、少阳胆腑之病，必有胃热然后谵语如狂，故三阳皆以胃腑为主。干姜、附子功在温脾，大黄、芒硝功在下胃，膀胱之位，古称血海，故膀胱腑病必有蓄血，血热故如狂，蓄血故少腹急结，此急结必拒按。病热在里故脉沉，血自下者，蓄结之热自去，故病愈也。此方用大黄、芒硝以下腑热，桃仁以下蓄血，膀胱腑虽有热血蓄结，胃间却无燥结，故用炙草以保胃气与大承气汤专下胃肠燥粪不用中土之药之法不同，攻下蓄血，肝阳必陷，故又用桂枝以升肝阳之陷也。如荣卫恶寒项强脉浮之表证尚在，当先用麻黄汤解表，然后可攻蓄血，表证尚在遽用攻下，将荣卫攻陷入里便成坏病，为难治矣。

宗祥注：方出自《伤寒论》，涉及条文1条如下。

【原文】太阳病不解，热结膀胱，其人如狂，血自下，下者愈。其外不解者，尚未可攻，当先解外。外解已，但少腹急结者，乃可攻之，宜桃核承气汤。(《伤寒论·辨太阳病脉证并治法中》第106条)

【原方剂量】桃仁五十个，去皮尖　桂枝二两，去皮　大黄四两　芒硝二两　甘草二两，炙

【李可常用剂量】桃仁30g，去皮尖　桂枝30g，去皮　大黄60g　芒硝30g　甘草30g，炙

【煎服法】上五味，以水七升，煮取二升半，去滓，内芒硝，更上火，微沸下火，先食温服五合，日三服，当微利。

桃核承气汤证为太阳膀胱腑自病，亦是太阳经自病。条文中"其外不解者，尚未可攻，当先解外"明示了，如果太阳病外证未解而妄自攻下的话，必然会导致邪气直入少阴，因此外证先解后少腹急结，邪气由经转腑，没有内传，但太阳寒水之邪气化热，成太阳瘀血证，故其人如狂。用炙甘草顾护胃气，大黄、芒硝清阳明腑热，以免太阳邪热转积阳明而成大、小承气汤证，桂枝补太阳之气助桃仁化瘀。按本方立方之义，瘀血当从阳明而下，而非从小便出，病因为太阳阳明并病。

本方去桂枝就为调胃承气汤，《伤寒论》中的大承气汤、小承气汤、调胃承气汤、桃核承气汤这四承气汤是治疗三阳病的重要方剂。在三阳病中，四承气汤证均可发展为死症，根据症状的轻重，由轻到重依次为桃核承气汤、调胃承气汤、小承气汤、大承气汤，如果四承气汤证治疗不彻底就会出现阳明寒症之吴茱萸汤证，吴茱萸汤证是阻止寒气转入三阴的最后屏障，可细品之。

【治验】

曾治疗一中年男子，向某，43岁，因饮酒后上树摘果坠落，当天不觉有异样，第2日感觉少腹急痛，大便少，前额痛，神情急躁，制方如下：桃仁30g，大黄60g，芒硝30g，炙甘草30g，枳实30g，桂枝30g，服1剂后排出黑黏大便4次，遂愈。

大柴胡汤

柴胡半斤　黄芩三两　芍药三两　半夏半升，洗　生姜五两　枳实四枚，炙　大枣十二枚，掰　大黄二两

治伤寒少阳病。发热，汗出不解，心下痞硬、呕吐而下利者。

此治少阳经病连腑之法也。理中汤、四逆汤所治之上吐下利为虚寒之吐利，此方之治吐利乃滞热之吐利。发热出汗病仍不解，此为内热，心下痞硬，此为少阳胆经结滞，呕者声气高大，由两胁逆逼而上，不比阴证之吐声音低微。热吐与寒吐，热利与寒利，形状既殊，理由更异。少阳甲木相火上逆则口苦、耳聋、目眩、胁痛、胸满，再加发热出汗，内热已明，内热既明，则吐利为热，自无疑义。寒吐必不加呕，吐后即不继续，再吐加呕之吐则越时复作。寒利中无粪块与水，前后一律，寒利由肛门中间注下，热利由肛门四旁射出。热利中有粪块与水，寒利下注无声，利后即觉气弱，热利奔射者有声，利后不觉气弱反觉身体轻快。寒利小便不利，热利小便能利，寒利寒吐由于中虚土败，热利热吐由于结滞火乱。火者，动气也，暴动不收，故吐利发热汗出同时并作，经气结滞故心下痞硬。此用大黄、枳实攻下热滞，黄芩、芍药清解甲木暴动之火，半夏同生姜通滞，大枣同生姜和中，柴胡改少阳结气，故病愈也。

此病脉弦大有力或浮取洪，而沉取细涩，不比理中汤丸吐利之脉微弱安静也。足少阳胆经甲木相火上逆，手少阳三焦相火必下陷，柴胡升三焦相火以和胆经相火，凡少阳病脉必弦滞，甚则沉结，柴胡专解少阳结气，内伤病如胆、肺、胃三经不降之症，非所宜也。

少阳病病在经或由经入腑或由经入脏，入腑则入阳明胃，入脏则入厥阴肝，大柴胡汤即由经入腑，腑病未全之方，小柴胡汤即由经入脏，脏病未动之方，小柴胡汤治少阳病口苦、耳聋、目眩、寒热往来，用柴胡、黄芩、半夏、生姜、大枣而有炙草、人参，炙草、人参大柴胡不用者，因中气正滞也，小柴胡用炙草、人参者，扶助脾阳，使脏阴不动则脏病不作，仍由少阳解愈也。大柴胡证亦有口苦、耳聋。

仲景《伤寒论》六气分篇，表病统于荣卫，称荣卫表病皆是太阳病，里病统于脏腑，在荣卫脏腑之间者经也，各脏各腑皆有经，独少阳有经病，故《伤寒论》的理路荣卫不得汗解则入脏腑，有由荣卫入脏腑的路，有由荣卫传少阳之经，由少阳之经入脏腑的路，胆附肝而生，下管通于胃之下口，《内经》谓少阳居半表半里之间，表者，阳也腑也；里者，阴也脏也；故少阳经病则寒热往来也。

《伤寒论》腑热脏寒理由简单，惟少阳病病在本经而外连荣卫内通脏腑，非仲景圣人明示后人以法，后人何从得而知之。中医之坏坏在学者不将《伤寒论》彻底学了解故也，故原理篇将桂枝汤、麻黄汤、四逆汤、附子汤、乌梅丸、白虎汤、桃核承气汤、大柴胡汤先为列入，学者先将此数方的解释了然，然后去读系统学的伤寒论理路篇，便能由干路的中点起程而达各支路，不致走错一步也。自来解释《伤寒论》的各家著作令人愈走愈无路可走，其不知系统原理之故。

宗祥注：方出自《伤寒论》，涉及条文 3 条如下。

【原文】太阳病，过经十余日，反二三下之，后四五日，柴胡证仍在者，先与小柴胡汤。呕不止，心下急，郁郁微烦者，为未解也，与大柴胡汤，下之则愈。（《伤寒论·辨太阳病脉证并治法中》第 103 条）

伤寒十余日，热结在里，复往来寒热者，与大柴胡汤。但结胸，无大热者，此与水结在胸胁也，但头微汗出者，大陷胸汤主之。（《伤寒论·辨太阳病脉证并治法下》第 136 条）

伤寒，发热，汗出不解，心中痞硬，呕吐而下利者，大柴胡汤主之。（《伤寒论·辨太阳病脉证并治法下》第 165 条）

【原方剂量】柴胡半斤　黄芩三两　芍药三两　半夏半升，洗　生姜五两，切　枳实四枚，炙　大枣十二枚，擘　大黄二两

【李可常用剂量】柴胡125g　黄芩45g　芍药45g　半夏65g，洗　生姜75g，切　枳实45g，炙　大枣12枚，擘　大黄30g

【煎服法】上八味，以水一斗二升，煮取六升，去滓，再煎，温服一升，日三服。（一方用大黄二两。若不加大黄，恐不为大柴胡汤也）

《金匮要略》中用本方来治疗心下满痛。历代医家均认为柴胡是少阳药，在《神农本草经》中将其列为上品，主治心腹肠胃结气，饮食积聚，寒热邪气，有推陈致新之效。徐胎灵尊本经之义，认为柴胡为中土药。在李东垣的《肠胃论》中共有 63 个方子，其中以柴胡为主药或用到柴胡的方剂有 19 个，占了三分之一，大、小柴胡汤的组成均以通顺阳明的药物为主，特别是用半夏来降阳明经气更能说明这一点。

大柴胡汤是在小柴胡汤的基础上以枳实易人参，另加大黄，故去中焦热结的力度较大，大柴胡汤可以广泛地应用于因中焦积热而引起的各种急腹症，大柴胡汤加减方法可以参考小柴胡汤的加减方法。

【治验】

笔者一战友，嗜酒如命，喜饮高度酒，酒后必喝冰冷矿泉水。去年

夏天酒后第2天，腹痛如绞拒摸，大小便全无，呻吟不止，舌苔黄厚，秽气熏热扑鼻，两脉洪大、数，头汗如雨，笔者平常为其妻调理身体，故电话求援。制方如下：柴胡125g，黄芩45g，半夏65g，枳实45g，大黄30g，葛根45g，白芍45g，生姜75g，大枣12枚，以柘木枝150g煮水兼药，两煎混匀，药汁合煎5分钟，每2个小时服药1次。服药后腹中轰鸣，暴泄数次，痛减大半，后将服药间隔改为每日3次，每次拉完肚子后均服小米汤。服2剂药后病即止，后来战友过来询问："你给我吃的什么药？拉肚子的时候肛门灼热异常，感觉肛门都快烧熟了！"殊不知，热积于中焦，若不及时泄出，难免会出大问题，此病是西医的急性胰腺炎、急性胆囊炎之类的病证，中医在治疗这些病证上效果极好，可惜的是现在由于种种原因，医者不愿冒险，患者也不愿相信中医可以治疗急症，以致大都留有后患，无奈之极！

关于柘木枝，陈世铎言："化酒毒如神，将其枝投入酒中，两个时辰则酒化水矣！"其言可能有些夸大，但是我在临床上治疗酒客疾病，均以大量的柘木枝煮水来煎药，效果明显优于葛根、葛花、枳椇子等传统解酒药，与垂盆草相配伍治疗酒精性肝硬化及各种肝病，效果较好。

小儿方

　　仲景未立小儿方，后世乃有小儿科，不能治大人而能治小儿，亦如专门妇科不能治男人独能治妇人，欺世而已。所谓专科者，惟机械类的治疗耳。气化学是整个的，是共同的，明了便全明了，不明了便全不明了。仲景未立小儿方，能学仲景者即能治小儿也。世之诊小儿病，凭指下经纹颜色，予学之无准把握，仍凭脉象与吃乳、大小便及面色、玩耍、精神六事。

　　以一指按小儿脉之三部，除数为本脉外，内热有积者，脉沉。外热内虚者，脉不沉。吃乳照常脾胃无病，小便忽少，大便一日二次以上，脾湿。大便二日一次，黄干，无病。惟大便绿色一日数次，日久不愈则土败风起，风者，肝木之病气也，关系甚大，大便绿色，必大人乳质不佳，速换罐头牛乳加面或大米面调稀糊食之，一二日大便即黄。大便绿者，鼻梁上必现青色，一面吃牛乳面糊，一面吃生阿胶一钱自愈，至于内热内寒须用药者均宜分量极少，品数简单为妥，至于普通习惯所用回春丹、万应散等类杀人不担过，万不可用，因药力恶劣，小儿气体如何能受，人见其服后大便下些似瘦非瘦之物，认为腹内风气出来，真真胡说，小儿从此日渐软弱，仍不悟也。小儿本是稚阳之体，人乃称为纯阳体，随便用辛散寒下之药，可恨之至，总而言之，小儿无甚杂病，善调脾胃即无他事，如遇风寒鼻塞，用温热手巾揉搓背心，暖卧即通，不可服药也。予曾治初生三日小儿，面上起白小泡数点，在两颧上，日泻数次，内有乳瓣，小便利，能食，予诊其脉，沉而有力，颧属肾部，予曰：脾肾热也。产母孕此子时好吃胡椒。用生大黄一分煎服即愈。又治二岁小儿，腹胀服过消滞药后食少不安，腹胀且加，予诊脉浮耳不沉，用生野党参一钱煎服，安睡胀消。又治一半岁小儿，大便绿色，一日泻数次，鼻梁青色，经医多人，病加危殆，予诊脉细微软弱，急用罐头牛乳食之，次日即愈，大便转黄，数日后黄而干，鼻梁青色加多，乃用大米面加牛乳食之，另服阿胶，青退儿健。至用温热手巾揉搓背心之法治小儿外感鼻塞甚多也，至于外感发热昏睡、不思饮食，脉不沉者，必感时温，冰糖一钱、乌梅肉一钱煎服，汗出热退即愈，皆多凭经验治法也，皆根据系统学原理得效如此。

外感发热，此营气疏泄为病，乌梅收敛疏泄使营气与卫气平衡，故汗出热退。此热退往何处去，关系极大，用冰糖补中气，如脉不软弱，重按似有力，冰糖过补，须改用白糖为妥。如炙草之横补，温热病甚不宜，予用此方，治温病初起发热昏睡者无不立效，惟胃间已有热，舌有黄干苔者，则不宜再用乌梅以敛之，又须生石膏之白虎汤清胃热方合。西药用阿司匹林之酸药治外感发热立可汗出，但须加冰糖以补中气方无后患，服阿司匹林汗出过多改生他病者，无补中之法辅之故也，世之治小儿发热，动用散药凉药，常常加病，不知要将热散往何处故也。

宗祥注： 将小儿病与大人分开，将妇科病与男科病分开，这割裂了中医的整体观念和辨证论治的特点。彭子益论治小儿病极为精炼，深得张仲景辨证之精髓。辨小儿病依旧需要遵循仲景法度，但是在用药的时候也需要考虑小儿身体发育的实际情况。小儿在生长期间，脏腑娇嫩，对于一些药物药性的耐受力有所不足，彭子益论治小儿病多以平和之药或者用食疗的方法来治小儿病，极大地保护了小儿的娇嫩脏腑。在临床上，小儿病除了先天器质性疾病或者外伤所致的疾病之外，多是由于小儿脾胃积滞或人为造成后天损伤所造成的疾病。彭子益在《圆运动的古中医学》之儿病本气篇对于小儿病的论述与治疗方法有极大的参考价值，可细细品读。

温病方

　　仲景未曾立温病之方，然知桂枝汤与麻黄汤之理即能寻出温病之药。玩近间吴鞠通著《温病条辨》首列桂枝汤，次列自定之银翘散，后人遵之十有九误，银翘散系金银花、连翘、桔梗、牛蒡子、荆芥、薄荷、生地、淡豆豉，降运化清凉下伤中气，淡豆豉养中气而味平淡，善解温热甚佳，桔梗、牛蒡子极伤津液，荆芥耗伤肺气，连翘苦寒败火均为温病最忌之品，所以误事。南方空气湿热尚有效者，北方空气偏燥，故不宜也。温病乃偏于疏泄津液中气受伤之病，桂枝汤之芍药收敛疏泄于理甚宜，桂枝、生姜性热助疏泄，极伤津液，炙草、大枣补而横滞，皆非津液受伤之温病所宜，以予所经验，惟乌梅、薄荷、冰糖、白糖极效极妥，芍药收敛而寒中气，离却姜、枣、炙草亦不能生出津液，不如乌梅收敛生津，性平不寒，学者将桂枝汤、麻黄汤的理解研究清楚，自能了解温病，然后知乌梅汤见效之所以然。

　　伤寒病虽恶寒、发热，神识却清楚，脉亦清显，温病初起恶寒继则寒少热多或全热无寒，神识昏迷，脉象不清，仲景谓恶寒者为伤寒，不恶寒者为温病，此乃大概言之。温病伤寒无不由荣卫病起，卫气之行在荣气之外，无不先恶寒而后发热者，仲景之言重在后之发热也，学医与学别的学问不同，非身入造化的圆运动之中，神明于造化的圆运动之外，方能活活泼泼妙于运用也，世之将温病认为伤寒者，即在误解"不恶寒"三字上。

　　温病分病在荣卫与病在胃腑两界限。初病必在荣卫，过日必在胃腑，在荣卫舌无苔，在胃腑舌有黄苔。在荣卫乌梅汤一汗而解，在胃腑白虎汤清胃热然后解，在胃腑而用乌梅不过加热耳，在荣卫而用石膏寒中下利，即关生死。大概风多雨少之时，病在荣卫者多，雨多风少之时病在胃腑者多，因风多则气由地出，雨多则气由地入也，至于舌有白腻苔，多日病不解热不退，是温热而兼湿滞，又当清热解温、利湿理滞合而用之，总不可寒下、不可伤气、不可伤津、不可腻胃，亦有胃热，可轻用清消者，断无大承气汤证也。

伤寒病病在荣卫，发热恶寒，病入脏腑，脏病则寒，腑病则热，温病不然，荣卫脏腑皆热无寒，但皆虚热，而虚又不可补，所以乌梅汤不可用甘草，白虎汤之人参乃与生石膏化合然后生津的功用，白虎汤之甘草以生山药代之为佳也。

宗祥注： 温病自古以来都是威胁人类健康的重要疾病，彭子益曾言张仲景未立温病方，言之不对。张仲景行医数十年，不可能没有遇到过温病，且温病之恶，世人感之极深，明朝的吴又可著《瘟疫论》以少阳、阳明之法立方，为后世治瘟疫大法，遗传至今，临床依然效果极佳。近代出现的《桂林古本伤寒论》中就有专门的一章来论述温病，尽管有学者质疑它的真伪，但是有效就是硬道理，对于学习和理解温病，要以《桂林古本伤寒论》中温病篇为基础，还可以参考在彭子益《医学丛谈》第六编的"温病篇"和"温病汗泄篇"，都有很大的参考价值，可以对照学习去理解。

热伤风方

仲景未立热伤风方，知五行荣卫之理自能寻出热伤风之药。热伤风证，喷嚏、鼻塞、清涕、身体不适似有寒热，动则微汗，然能照常饮食营养，此热伤肺气，收敛之力不行之病也，非荣卫病，故能照常饮食营养。肺热上逆故喷嚏、闭塞清涕，肺主皮毛，牵连荣卫故似有寒热，肺气不收，故动则微汗，用生阿胶五钱、白糖一勺，水一茶碗煎服即愈。用桂枝汤法去桂枝、生姜加黄芩亦愈。阿胶养肺气以助收敛，生肺液以清肺热，白糖清热养中也，芍药收敛相火以复肺气之下行，加黄芩已清肺热，甘草、大枣顾中气也。病乃肺气不收，故去桂枝、生姜之疏泄也，亦有此病兼觉头热，服前方见效仍复发作者，此为肝阳化热上冲，肝肺津液均伤，可单服鲍鱼一二枚即愈，鲍鱼能补肝阳肝血也。此在天时过热之时候有之此热伤风病。凡空气陡变，温度骤加之时，人即感而成病，世之医方不知肺气因热不能收敛下行之理，多用辛散之药，使病缠绵不休，肺气散漫，相火外越，以致脾土失根，肾水无源而成痨证，可忽乎哉！

病热伤风之人，必平日肝肺有热，而荣卫却能调和，中气尚未大虚，如中气甚虚，荣卫不调则感触温度骤增之空气，必成温病，不仅肺气不降病热伤风矣，因荣卫关系全身开关内迎脏腑之阴阳，有如公司营养，肺气热乃公司中一人之得失，荣卫分乃公司全体之成败也，荣卫之理明，一切时症之法均得矣，此病风多脉虚数，多日不愈则转弦数，如转弦数，津液已伤，即入痨瘵。

宗祥注： 热伤风的根源为本气自病，多因内有多日积热，阳明积滞而热不去，上熏于肺，感受外邪而发病。因此热伤风所出现的喷嚏、鼻塞、清涕、身体不适似有寒热的症状均与阳明经有关。如果过用寒凉之药，邪气会内传伤及肺气，转为咳嗽不止，如果伤及脾胃，则会有腹胀、不欲饮食的症状。理解中医气化原理，因为气化之气运行于六经之中，所以说六经是基础。

痢疾方

仲景未立痢疾方，惟于少阴下利不止，小便不利，腹痛便脓血，用桃花汤干姜温寒、泻湿、升陷，粳米保津液、利小便，赤石脂固滑脱，于厥阴下利后重欲饮水之热利用白头翁汤，白头翁、黄柏、黄连、秦皮清经热，均非夏秋痢疾腹痛后重便红白数十行之方。能了解仲景《伤寒论》六气之理，自能寻出痢疾之药。痢疾之病，何以多在夏令与秋初，因正当少阳相火太阴湿土司令之时，此时空气中有热气、湿气、寒气，热气、湿气人所能知，寒气人所不知，少阳相火不降则寒，太阴湿土阴湿则寒，此病全是木气为湿热寒三气郁阻，不能疏泄所成。

饮食入胃，脾阳消磨化为靡粥，靡粥之中有糟粕有精华，精华化为津液，糟粕是为二便，二便之传送乃中气旋转、木气疏泄之力。木气不郁，疏泄适宜，故小便通利，大便自调，肚腹不痛，肛门不坠，不下红白之物，然必其人中气健运，不湿不热不寒，然后木气不郁，疏泄乃能适宜。予治痢疾为经方时方所困有年矣，近于经验之中得有彻底解决之法，仍本桃花汤、白头翁汤之法，参以六气之理也。

方用当归三钱，生杭白芍三钱，川干姜一钱，川黄连一钱，广木香一钱，渴而饮水多发热者去干姜，发热不渴者不去干姜，不拘红痢、白痢、噤口痢，无不一剂减半，二剂全止，服后先见小便通利，痢即止矣。黄连清热祛湿，干姜温寒除湿，木香温达木气以行疏泄，当归温木寒，芍药解木热，当归、芍药并用，最补益于肝木，厥阴木气旺于冬春，衰于夏秋，痢疾虽由于热湿寒三气郁阻木气以致不能疏泄，又由于木气正当衰时之故，所以归、芍补益木气为治痢要药，疏泄不能前行，故冲击而腹痛，后重而小便不利红白者，大肠之中脂膏被木气冲击而下也，大肠气属于庚金，金主收敛，木气冲击后行于肛门而庚金之气又收敛之，故觉后重，稍下红白，木气稍遂，故又暂止，木气主动，暂遂一时又欲疏泄，故痢疾一日可数十次，世以红白为邪气，非下尽不可，误事多矣，又以痢疾有滞，非消导不可，滞诚有之，只可分解，不可消也。至于痢无补法，则诚然矣。木郁不达，愈补愈郁也。此病脉或弦软或微或虚，惟渴者脉洪，痢如日久不愈，亦须用补法，不外当归生姜羊肉汤之义。

宗祥注： 痢疾在《黄帝内经》中称之为肠澼或赤沃，《难经》称大瘕泄，《伤寒论》《金匮要略》则统称为下利，直到宋代的《济生方》中才明确地提出痢疾这个名词，自此以后痢疾就在多家医学专著之中单列一门，朱丹溪对于痢疾的研究比较深入，他对于痢疾的病因及治疗方法均有自己独到的见解，在清朝也出现了有关痢疾的专著，比如说吴道琼的《痢证参会》和孔毓礼的《痢疾论》，从上述可以看出，痢疾之病自古以来就有完整地认识与治疗方法，张仲景利用六经辨证对于痢疾的病因、发展、预后均提出了合理的思路和治疗方法，从太阳篇的葛根黄芩黄连汤证到少阴篇的桃花汤证，以及厥阴篇的白头翁汤证，这是下利症状逐步加深的过程，也是邪气转变的过程，后世医家根据痢疾发病和治疗方法的不同，将其分为湿热痢、疫毒痢、寒湿痢、阴虚痢、虚寒痢、休息痢，西医则称为细菌性痢疾、阿米巴痢疾、溃疡性结肠炎、放射性结肠炎等，但万变不离其宗，痢疾的治疗与辨证、预后依然遵循六经辨证的规律和《伤寒论》《金匮要略》中的法度来治疗。后世医家已上面的三个方子为基础和思路形成了不同的治疗方法。

【治验】

周某，女，41岁，机关干部，白露之后突发痢疾，现见里急后重，每日拉肚子数次，大便胶黏呈果冻状质地，大便量少，便后肛门有灼热感，脉沉细，制方：白头翁 30g，黄柏（盐水炒）45g，黄连 45g，秦皮 45g，莱菔子（生炒各半）90g，白芍 45g，粳米 150g，米熟药成，服 1 剂药后病愈大半，服 2 剂药后痊愈，嘱其继续服用补中益气丸 1 周善后。

白喉方

仲景未立白喉方，惟于少阴咽痛用生甘草汤，甘草一味，不瘥者桔梗汤，甘草一味加桔梗一味，因少阴之经丁火与癸水同气，丁火下降交于癸水，不逆冲咽喉则咽喉不痛。少阴咽痛者，丁火上逆也，丁火上逆，中气之虚，故用降火而兼养中之生甘草，不瘥者丁火不降，肺气必逆，津液停滞阻碍火降之路，故用桔梗以降肺气也。自晚近养阴清肺汤盛行，一派寒中湿脾之药，体强火逆之人服之诚有效者，体弱之人服之，无不腹泻热加，以至于死者。

咽喉之病，无论如何皆是中虚，于中气有碍之药，服后无不生变者，"养阴清肺"四字极佳，惜其药则败中气，因中气能旋转，然后经气能升降。咽喉之病，不降而已，气降则生阴，养阴须从"降"字入手。脉现逆象者，养中兼用降肺之药，仲景桔梗甘草汤是也。脉只现虚象不现逆象者，以予多年经验，只用炙甘草一钱或二钱煎服即愈，因中气足然后经气降耳。此等脉必须软，舌无黄白腻苔，若服寒凉立见大祸，无论红白均是此理，若舌上有黄白腻苔者，其人必不止咽喉红白疼痛一事，必兼头痛身困、寒热咳呛、痰涎恶心等症，是中虚火逆又兼风寒湿热缠裹肺胃两经，又须炙甘草二钱中兼用苏叶、薄荷各二钱，温散风寒，贝母、桔梗、茯苓、半夏各三钱清降湿热，金石斛、杏仁各三钱以通滞气，如恶心欲呕则胃热较重，须加生大黄一钱以清之，但不可用麦冬、生地湿脾之药，更不可用黄芩寒中之药，此等脉必蕴郁不清，重按不弱，若无上列各病，仅系咽喉红白疼痛，能照常动作，此等脉必细涩，是津液不足之故，只用冰糖三钱、生阿胶四钱以养中气、助津液便妥。如无风寒湿热等症，用炙甘草而疼反加者，可单用生大黄末三分噙化吞下即愈，此火气独冲伤耗津液，脉必软，必细而有力。

养阴清肺汤知清肺而不知败脾寒中，知养阴而不知气降自能生阴，反去伤中，使上焦之经气无有降路，此不知系统原理之故。

如咽喉肿至不能吞药或腹饥而无法吞咽食物者，可用注射器由肛门射入药物食物浆，因中气旋转经气升降，药物饮食由肛门射入自能将所射之物之气运动到胃，由胃运送全身也，一面亦可将肿处刺出恶血即松。

如服炙甘草后疼痛觉减，白点反加者，此系郁气全通，只要痛减，白虽反加，自必随即散去，不可认为病加而服凉药。予尝治脉气软而不稳之幼童，用炙甘草后病虽渐轻，又复疼痛，神色虚惫，于炙甘草中加野党参二三钱服之，白块自落，安睡脉定，次日能食而愈，闻者谓用参无理，谓甘草解毒，中气之理，医家尚少知者，何况医界以外之人乎！

宗祥注：彭子益在《山西考究中医办法议》和《喉症问答篇》中对于白喉都有专门的论述，张仲景虽然没有专门的提出白喉，但是在少阴篇中提到了少阴咽痛的治疗方法，《千金方》中也有用一味甘草来治疗喉疾。笔者认为，足少阴肾经循咽喉而下，喉部的所有病证均与肾经有关，考虑到《伤寒论》少阴篇的论述可知，白喉因少阴真火上浮而致，所以用一味炙甘草来补土治水，其理简洁，其法易行。西医在临床中观察到了白喉会引起心肌炎，这是因为足少阴之邪上传于手少阴，为本经自传，若病在足少阴，一味炙甘草即可，若病在手少阴，则需要以麻附细合破格救心汤治之。

【治验】

曾治疗一小儿，男，4岁，剖宫产，自小脾胃极差，大便多日1行且大便干燥，嗓部常出小白点，喉咙红痛，常服消炎药，经友人介绍来诊，笔者顺手抓炙甘草一大把，嘱其家长回去用炙甘草10g煮水给孩子服用，每日3~5次，1周后电话告知喉部症状已痊愈。

总结

人身十二经，惟脾、胃、肝、胆、肺、肾六经之病最多最重，只要此六经升降，心与心包、三焦、大肠、小肠、膀胱六经自然随之升降，故此六经无甚重病。《伤寒》《金匮》各方皆脾、胃、肝、胆、肺、肾之药，学者只须将人身气化的圆运动关于脾胃等六经升降之点体会明了便无病不能治矣。

理中汤理中气治旋转，直接升降脾胃，间接升降各经之方。甘草干姜汤亦理中气以复上下升降之方，以上二方虚寒湿者宜之。肝肺燥热津液已枯者忌用。肝肺平日燥热之人，亦即不病此病，如因时气关系，偶有病寒霍乱者轻剂即效，过剂即伤肝肺津液，即成痨瘵。

麦门冬汤降肺气并降胃气，必兼补中气之方。

葶苈大枣泻肺汤泻肺家之痈脓必兼保津液保中气之方。

厚朴大黄汤消去上焦积结以复中气之方。

泽泻汤分利上焦水湿以复中气之方。

橘皮汤降除上焦浊气以复中气之方。

小建中汤重降胆经补益脾胃津液以健中气之方。

大半夏汤降胃必兼补中气之方。

大黄黄连泻心汤轻泻上焦以复中气之方。

附子泻心汤泻上焦兼升下焦以复中气之方。

大承气汤降下胃家燥粪以复中气之方。

当归生姜羊肉汤温升肝经以益中气之方。

当归四逆汤温升肝经兼降胆经兼补中气之方。

肾气丸补益肾气须调肝肺之方。

薯蓣丸治虚劳诸病须治金气木气之方。

大黄䗪虫丸磨化干血不可猛进之方。

炙甘草汤用滋润之方。

温经汤妇女调经之方。

小儿方小儿治法大概之方。

宗祥注：上面各方的治疗均以恢复中气的升降为治疗原则。"顾护中气"为张仲景心法要义，中气亡则人亡，在临床上，中气是疾病是否痊愈和发展走向的判断标准，不可不知。

以上各方皆轴轮运行之义，皆内伤诸病之法，明了会通以后再读仲景《金匮》各方，举一反三不难矣。

桂枝汤、麻黄汤外感表病，荣卫调汗须顾中气之总方。

四逆汤外感里病太阴脏证之方。

附子汤外感里病少阴脏证之方。

乌梅丸外感里病厥阴脏证之方。

人参白虎汤外感里病阳明腑证之方（与大承气汤参看）。

桃核承气汤外感里病太阳腑证之方。

大小柴胡汤外感传经由少阳经入腑入脏之方。

温病方对于时俗改错之方。

热伤风方清肝肺之热免成痨瘵之方。

痢疾方五行六气均易证明之方。

白喉方对于时俗改误之方。

宗祥注：将荣卫病与脏腑病列举在一起学习是彭子益的高明之处。若荣卫病误治，邪气内传于腑，热结于三阳，会导致中气升降受阻，阴盛格阳，为速死证，以正确的方法快速的治疗容易取得较好的效果速治易取效。若荣卫病误治，邪气经太阴，寒结于三阴，虚寒缠绵，阳气逐渐损耗，形成虚劳之体，各种病证层出不穷，难以明确辨证，为难治。当三阳热结，治疗时应以攻下通表阳明为主，三阳病治疗时无托法。当寒气结于三阴，治疗时应以温补太阴为主，兼顾少阴与厥阴，三阴病的治疗在正气充足时，必须以托法来托邪外出。

李可老曾言三阳统于阳明，三阴统于太阴。彭子益的中气升降理论也是说明了此理。

桂枝、麻黄至大小柴胡各方为仲景《伤寒论》之基础，须合荣卫原理看温病以下四方，为时证最多之病，为时俗易误之病，故并列于本篇。

仲景经方皆中气脾、胃、肝、胆与肺、肾之病，而肾家之病只有阴寒之病与不藏之病，除阴寒用附子外，只责成金气、木气。因金收则水藏，甲木降乙木升相火下蛰风气不动则水藏，水之藏与不藏全居被动地位，如因情欲动心而遗精、白带，亦甲木相火动而上逆之故，是十二经中肾家病亦极少。至于肺家之病，名虽杂多，实不多，皆甲木不降相火逆刑与水湿隔阻之故，肺家本已作病亦极少也，惟脾、胃、肝、胆四经实为各经之病的总关系，而肝、胆二经更为脾、胃二经之病的关系，所以小建中汤能彻底了解即升仲景之堂而入仲景之宝矣。如大肠病寒者，脾胃之阳虚也，大肠病热者，实证由于火土之盛，虚证由于肝木之枯也。三焦与小肠之病，寒者脾、肾、肝之阳虚也。心与心包之病热者由于胃土与胆木、肺金之不降，皆虚证无实证也。心与心包之病寒者，水气寒盛而克火，皆虚证无实证也。膀胱之病热者，肝木下陷郁而生热，皆为虚证，其有实证惟太阳膀胱腑证，热结膀胱抵当汤证一证。膀胱之病寒者，肾中之火虚也。心火之病，惟伤寒误下误汗中气被伤火逆不降大黄黄连泻心汤一证。至内伤杂病心火单病者，亦惟大黄黄连黄芩泻心汤一证，治心气不足、吐血、衄血者，心气虚而不足，不能下降，故火上逆火、恶热，泻热以养火也。

此外，清热之药多与养中培土调木之药同用，盖中气旋转胆经不逆则心火下降，归于水位，故不病热。名曰心火，其实皆心包相火，因胆经甲木不降合并为殃耳，心经丁火根于肾水，由于肝木左升所化，只见不足，不见有余也。

不论外感内伤，除胃家实一证外，一见发热便是甲木不降、中气不足之过，故仲景经方之桂枝汤所治之病甚多也，此方看似平常，关系生死不小。仲景之法失传已久，故非先明五行生克旋转升降之理，不能言仲景经方之法，亦非先明空气升降之理，不能明五行之理。仲景各方，凡方中有炙草、姜、枣者皆中虚之证，有术、苓者兼土虚土湿之证，有黄芪、山药者皆兼肺虚之证，有橘皮、生姜、杏仁者皆肺气逆滞之症，有当归、阿胶者皆木枯生风之症，有地黄、黄芩者皆肝热胆热之证，有芍药者皆降胆木敛荣热之证，有桂枝者皆达肝木调荣卫之证，有干姜者皆中寒之证，有附子者皆水寒之证，有黄连者皆心包相火上逆之证，有大黄、枳实者皆土实之证与经气结塞之证，有麻黄者皆胃气闭塞经络不通之证。

其伤寒温病初得之时全是中气荣卫的事，乃历代之注伤寒谈温病者，注伤寒则妄引《内经》曰寒为本热为标，谈温病则曰由口入由鼻入，将外感荣卫中气之正义全行抹煞，前人错于前，后人随于后，本非必死之病，一经服药便有多半必死者，谁之责也？

此篇皆仲景《伤寒》《金匮》之方于升降之理法揭领提纲，证验明白，此篇研究清楚，一切外感内伤各病皆清楚矣，此篇研究清楚，以下各篇便一看即能明了。

宗祥注：桂枝汤调荣卫之表，是荣卫的开关之门，小建中汤调脏腑之阴阳，是中气升降之门，如果说探索明白两方之意义，那么对于内伤外感之思路就明了了，治疗方法也就明白了。上面彭子益所论极佳。

十二经络起止表

手之三阳自手走头

手阳明大肠经自次指出合谷（俗名虎口）循臂上廉（廉即筋肉隆起如棱处）上头入下齿，左之右右之左上挟鼻孔。

手太阳小肠经自小指从手外侧循下廉上头至目内眦。

手少阳三焦经自无名指循手表（即手背）出臂外上头至目锐眦。

三阳经皆自臂外而走头，阳明在前，太阳在后，少阳居中。

足之三阳自头走足

足阳明胃经行于身之前，自鼻之交頞循喉咙入缺盆（缺盆即肩项间横骨窝处）下乳挟脐循胫外入脚大指次指。

足太阳膀胱经行身之后，自目内眦上额交颠下项挟脊抵腰贯臀入腘中（腘即膝后）出外踝（即脚后侧高骨）至小指。

足少阳胆经行身之侧自目锐眦从身后下颈入缺盆下胸循胁从膝外廉出外踝入无名指。

三经皆自腿外而走，足阳明在前，太阳在后，少阳在中。

手之三阴自胸走手

手太阴肺经自胸出腋下循臑内前廉入寸口至大指。

手少阴心经自胸出腋下循臑内后廉抵掌后至小指。

手厥阴心包经自胸出腋下循臑内入掌中至中指。

三经皆自臂里而走，手太阴在前，少阴在后，厥阴在中。

手三阳之走头，足三阳之走足皆属其本腑而络其所相表里之脏。

手三阴之走手，足三阴之走胸皆属其本脏而络其所相表里之腑。

手之三阴经自胸走手，手之三阳经自手走头，所辖之部位小，足之三阳经自头走足，足之三阴经自足走胸所辖之部位大。所辖小故病少而轻，所辖大故病多而重，所以仲景《伤寒论》皆足三阳经、足三阴经之病，无手三阳、手三阴之病，后人吴鞠通著《温病条辨》乃谓伤寒不传手经只传足经，温病则传手经，吴鞠通著《温病条辨》，后人为其所误者处处皆是，予尝谓学医须先学养成足以辨别古今医书是非的眼光，庶无盲从之患，此眼光如何养法，即学知造化的空气的圆运动，以证出阴阳五行六气的圆运动，将此两个圆运动合成细胞的一个圆运动就是也。

宗祥注： 身体无病，一气周流不分阴阳，外邪侵袭则阴阳立分，阴阳一分则六经尽现，六经现则邪气逐经内传而百病丛生。人体荣卫、脏腑皆统于六经，每条经上均有不同的脏腑，任何疾病均不出六经的范畴，六经辨证的重要性即在此。明白了十二经络、任督二脉的走向与循行线路是辨病的关键所在，明白十二经互为圆运动的规律是找出正确治疗方法的根本所在，以中气的升降恢复与否是判断治疗疾病的方法是否正确的基本原则，掌握关键，立足根本，运用基本原则，张仲景之门不难入矣！

附

实验系统学

彭子益 ○ 著
张卉冰 ○ 整理

目录

自 序

系统医学者，中医之古医法也。古法失，今法乱。航海之船，不用罗针，东南西北，以意为之。一人一个航法，千万人千万个航法，宜其无到岸之日，船且相撞而沉没也。虽有到岸之船，再航焉又不到岸矣。虽有不撞沉之船，再航焉又撞沉矣。于是航船之家乘船之人，乃相聚而谋到岸之法，而谋不撞沉之法，谋之既久，而不到岸如故，撞沉如故。何也？不知有罗针也，不知应谋罗针也。今之中医，大类乎是。何也？不从系统学起故也。知谋系统，而不知系统何在故也。

承祖辛酉壬戌间，与山西中医改进研究会，附设医学专校专门班诸君、第二期第三期传习班诸君，二百余人，谈医年余，编有系统学、脉法学、金匮方解、伤寒读法、温病辨误等篇。只须了然，系统学之所以然，脉法、金匮、伤寒、温病之所以然，无不了然。所谓一以贯之是也。传习班诸君，多老年人，皆各县行医多年经验甚富之家，皆喜而相告曰：凡从前无法解决之医书，今日皆有法解决矣；凡从前无法解决之病症，今日皆有法解决矣。专门班诸君，则皆中学毕业生，未曾学过中医之青年，亦谓承祖所编系统学理，较他家医书学理，贯串充足，且易了解。传习班诸君毕业回里后，常来书告承祖，谓用系统学理治病多奇效，疑难症尤显著，医家多来借抄去。今年春，承祖又得与第五期传习班诸君谈医，有三期传习毕业任君贤张君汝济，请于承祖曰：用药系统亦不可少。张君固中西医学皆习，经验多年之医生也。承祖又见五期传习诸君，不如二三期经验多根底厚，因将前编之系统学诸篇删繁就简，避深用浅，重编为系统原理篇、古方证明篇、检病篇、选药篇、辨脉篇、金匮篇、伤寒篇、温病篇、小儿妇人疮疡针灸篇、就西证中篇。务以精确简括。确能治病、确能了解古医经之所以然、确能养成足以鉴别唐宋以来各家医书是非之眼光为主。中医系统出于河图，河图者造化空气之表示，人者空气之结晶也。是篇避去古医经之深晦虚渺，寻出古医经之实在着落，深以入之，浅以出之。阅是篇者，费旬日之功，即可将系统原理篇研究了然，以下病药各篇，头头是道，滴滴归源矣。系统原理篇，犹字学之字母也。病药各篇，犹字也。系统原理篇，犹法学之总则也，病药各篇，犹分则也。现今，日本医学界中有古方学派，专用仲景《伤寒》《金匮》古方，极得社会欢迎，因其确能治病，确能回生命于顷刻也。此篇由古方以求古法，由古法以定系统。是欤非欤，二三期传习诸君，固已实地实验之矣。专门班将毕业有张君书铭，曹君鸿仪与承祖谈学业之经过，叹曰：系统学简确易解，惜今日之中医只有公是非，无真是非。然则此篇也，为公是欤，为真是欤，为公非欤，为真非欤，必有能辨之者矣。

黄帝第七十八甲子云南彭承祖子益氏
识于山西中医改进研究会医学专校

原理篇

空气之原始

人无饭吃，数日不死，人无空气，顷刻即死，是空气与人身之气，乃是一气，并非两气也。空中如何能有气？空气者，太阳与地球向背循环所产生者也。今以一锅水一炉火各置一处，无有气也，以火置水下，寒中有热，便生出气来。地面向太阳则热，地面背太阳则寒，假使有向无背，纯热无寒，有背无向，纯寒无热。就同水火分开便不生气。惟必向而复背，背而复向，热中有寒，寒中有热，寒热和合，自然气生，此空气之原始也。中医古法根于空气，学中医者不先学知空气，而遂学知医药，此中医古法所以不明于世也。

空气之阳气阴气

阳气者，太阳与地面背而复向时之气。阴气者，太阳与地面向而复背时之气。阴气阳气皆太阳之所发生，而阴气又所以潜留阳气者也。

空气之涨压

热则气涨，寒则气压，涨则气浮，压则气沉。由涨而压则气降，由压而涨则气升。一年之空气，夏浮冬沉，春升秋降，夏热冬寒，春温秋凉。一日之空气，午浮子沉，卯升西降，午热子寒，卯温西凉。四方之空气，南浮北沉，东升西降，南热北寒，东温西凉。温凉者，热寒之初气；升降者，浮沉之起点。此太空自然之气化，中医古法之基础也。

空气之性空气之作用空气作用之代名词

气涨者，空气之阳性，气压者，空气之阴性也。夏季空气其性浮热，有宣明之作用。冬季空气其性沉寒，有封藏之作用。春季空气其性温升，有疏泄之作用，秋季空气其性凉降，有收敛之作用。春夏秋冬之间为长夏，长夏空气其性居浮沉升降之交，具热寒温凉之全，位居中央有运化之作用。宇宙之最往上浮者莫如火，故古人以火为空气浮热之代名词；宇宙之最往下沉者莫如水，故古人以水为空气沉寒之代名词；宇宙之最疏泄者莫如木，故古人以木为空气疏泄之代名词；宇宙之最收敛者莫如金，故古人以金为空气收敛之代名词；宇宙之最居中运化者莫如土，故古人以土为空气运化之代名词。由名词以求作用，由作用以求作用之性，无非阴阳所变化而已。火水木金土者，空气升降一气运行之五个作用之称，故曰五行也。

空气之金木水火土

太阳升于东方，空气疏泄，故东方属木；太阳盛于南方，空气浮热，故南方属火；太阳降于西方，空气收敛，故西方属金；太阳回于北方，空气沉寒，故北方属水。太空之位，上南下北，左东右西。上下左右之交为中央，中央在地面之际。地面之际空气运化，故中央属土。春气旺于东，夏气旺于南，秋气旺于西，冬气旺于北，长夏之气旺于中，此宇宙之五行也。五行者，太阳运行太空之气化也。

五行相生之理

春气由冬气而来，故曰水生木；夏气由春气而来，故曰木生火；长夏之气由夏气而来，故曰火生土；秋气由长夏之气而来，故曰土生金；冬气由秋气而来，故曰金生水。行者运行也，非形质也，一气运行而有先后之分，故曰五行相生也。

五行相克之理

收敛之气制疏泄之气，故曰金克木；沉寒之气制浮热之气，故曰水克火；浮热之气制收敛之气，故曰火克金；疏泄之气制运化之气，故曰木克土；运化之气制沉藏之气，故曰土克水。惟火胜土乃克水，火气过胜土气燥热，空中润气为燥热之气所吸收故也。一气运行而有制止调节之作用，故曰五行相克也。

人身之金木水火土

万物秉空气而生，人为万物之灵者，人秉空气五行之全也。人身一小宇宙，胸上应南，脐下应北，身右应西，身左应东，胸脐之间应中央，故火明于上，心气应之，水藏于下，肾气应之，木升于左，肝气应之，金降于西，肺气应之，胸脐之间为中央，土运于中，脾气应之。故曰肝属木，心属火，脾属土，肺属金，肾属水，此人身之五行也。太空之五行，太空一气之浮沉升降也，此人身之五行也。人身之五行，人身一气之浮沉升降也。知五行之性，知五行之作用，则谓水火木金土为名词也可，不谓为名词也亦可。知五行乃空气一气所运行，非五个实在之物质，然后知属字之义非为字之义，而后天人一气之理出，中医古法之真传在也。

空气之中气与人身之中气

太阳地球向背一周，空气之升降浮沉于是全备。中气者，浮沉升降中交之气，物类有生之祖气也。人秉受空气之中气然后生，中气消尽然后死。空气之中气，在地面之际；人身之中气，在胸之下脐之上也。已发芽未出土之果实，发根之芽由上转下，发干之芽由下旋上作环抱之圆体，此即感受地面空气升降之中气而成也。人生于空气之中，人实生于空气中气之中也。

脏腑命名之原理

脏者藏精气而不泄，腑者传化物而不留，脏者藏也，腑者化也。太阳热力照于地面，将地面上之阴气流动而化之，太阳过去，地面即将太阳照地面之热力吸收而藏之。藏者藏其所化，化者化其所藏。阴性暗，阳性明，暗则藏，明则化。人秉空气之阳性而生腑，秉空气之阴性而生脏，故脏色暗而腑色明。脏主藏而腑主化，化者化其所藏，藏者藏其所化，故中医古法曰脏腑相表里也。

十二脏腑相表里

足少阳胆经甲木与足厥阴肝经乙木相表里，一降一升合为一气。
手太阳小肠经丙火与手少阴心经丁火相表里，一升一降合为一气。

手少阳三焦经相火与手厥阴心包经相火相表里，一升一降合为一气。

足阳明胃经戊土与足太阴脾经己土相表里，一降一升合为一气。

手阳明大肠经庚金与手太阴肺经辛金相表里，一升一降合为一气。

足太阳膀胱经壬水与足少阴肾经癸水相表里，一降一升合为一气。

甲阳乙阴，丙阳丁阴，戊阳己阴，庚阳辛阴，壬阳癸阴，甲乙云者，分别五行之阴阳之记号也。

胆为腑，肝为脏，小肠为腑，心为脏，三焦为腑，心包为脏，胃为腑，脾为脏，大肠为腑，肺为脏，膀胱为腑，肾为脏。腑属阳，脏属阴，阳主表，阴主里。腑伤不死，脏伤则死，故五行之属以脏为主。

手之三阳，自手走头，主升；足之三阳，自头走足，主降；手之三阴，自胸走手，主降；足之三阴，自足走胸，主升。言手足者，分别升降之起止也。

十二经名词之实义

足阳明胃经戊土，足太阴脾经己土。称脾胃者，单指肉体之脏腑而言；称脾经胃经者，兼升降而言；称脾土胃土者，兼五行之作用而言；称己土戊土者，兼运化作用之阴性阳性而言；称太阴阳明者，太阴气湿，阳明气燥，兼湿气燥气而言；称足者，兼经气之起止而言也。假如脾脏有经气不升之病，单称脾脏，不称脾经。脾乃肉体，如何能移动而往上升？土气作用，运化全身，假如有土气不运化之病，单称脾脏。脾乃肉体，如何能运化全身，他经仿此。此十二经名词须字字记熟，不记熟则学理无着落。

六气根源

空气升则生热，空气降则生寒，空气当降不降则生燥，空气升不和畅则生风，空气升降交会则生湿，热潜湿内则生暑。

六气主从

厥阴风木（风）

足厥阴肝乙木——主

手厥阴心包相火——从

少阴君火（热）

手少阴心丁火——主

足少阴肾癸水——从

少阳相火（暑）

手少阳三焦相火——主

足少阳胆甲木——从

太阴湿土（湿）

足太阴脾己土——主

手太阴肺辛金——从

阳明燥金（燥）

手阳明大肠庚金——主

足阳明胃戊土——从

太阳寒水（寒）

足太阳膀胱壬水——主

手太阳小肠丙火——从

木火土金水为五运，运即行也。风热暑湿燥寒为六气，六气者，木火土金水之气也。少阴君火气热，少阳相火气暑。火有二气，故曰六气。名曰五行，其实六行，名曰六气，其实五气。

木为厥阴，风为木气，肝属乙木，故为厥阴主气；心包属相火，而名厥阴，乃从风木化气也。

君火为少阴，热为火气，心属丁火，故为少阴主气；肾属癸水而名少阴，乃从君火化气也。

相火为少阳，暑为火气，三焦属相火，故为少阳主气；胆属甲木而名少阳，乃从相火化气也。

土为太阴，湿为土气，脾属己木，故为太阴主气，肺属辛金而名太阴，乃从湿土己木化气也。

金为阳明，燥为金气，大肠属庚金，故为阳明主气；胃属戊土，而名阳明，乃从燥金化气也。

水为太阳，寒为水气，膀胱属壬水，故为太阳主气；小肠属丙火而名太阳，乃从寒水化气也。

五行之气和合则治，偏现则病。有主气自现本气者，有从化自现木气者，如木病风火病热是也。有主气而现从化之气者，从化而现主气之气者，如木病热火病风是也。阳盛则水从火化而病热，阳衰则水来克火而火亦病寒。燥从湿化者，必阴盛之人；湿从燥化者，必阳盛之人，皆中气之虚也。此伤寒、温病、内伤杂病气化根源之所在也。

五行六气之特性

风为木气，木病则升降不遂，疏泄失调而病风。

热为火病，火病则降气不旺，逆腾于外而病热。

属为火气，火病则火不下藏，混合湿气而病暑。

湿为土气，土病则旋转升降不能畅通，疏泄不行，水无去路而病湿；收敛不行，暑湿散漫亦病湿。

燥为金气，金病则降敛失令，不能生水而病燥。

寒为水气，水病则水中火弱，不能上升而病寒。

五行六气生克之特性

木本升火，木病则生风而不生火，盖生火之气，即生风之气也。风愈盛，木愈虚，风气尽，木气绝。木郁生热者，火为木之子气，热为火之病气也。

木本克土，木病则升降不遂，无不郁而克土。

火本生土，火病则生热而不生土，盖生土之气即生热之气也。热愈盛，火愈虚，热气尽，火气绝。病内热而多食善饥者，非土气之旺，乃风木之邪耗却津液也。

火本克金，火病则逆腾于外，无不克金。

土本生金，土病则生湿而不生金，盖生金之气即生湿之气也。湿愈盛，土愈虚，湿气尽，土气绝。

土本克水，土如病燥则克水，土湿则不能克水。

金本生水，金病则逆，不生水而生燥，盖生水之气即生燥之气也。燥愈盛，金愈虚，燥气尽，金气绝。

金本克木，金病则逆，逆则气愈闭塞，木气不能升降，故金克木。如金气能行降敛之令，金气清通，木气不为所滞，则木气舒畅。金虽克木适以调木，如金逆木滞，愈滞愈郁则疏泄大作，金愈不能收敛而愈逆，祸乱相寻，永无和平之日矣。

水本生木，水病则生寒而不生木，盖水中有火然后生木。水寒克火而木气无根，故不生木也。

水本克火，水病则寒生，无不克火，克力之大，克机之速，无有过于水克火者矣。

寒热

火性升上，因其热也；水性降下，因其寒也。火气中有水气，则火气亦下降；水气中有火气，则水气亦上升。水火交济，寒热互根，是谓平人。水火交济，全凭中气。夏属火而冬属水，春属木而秋属金，土为火水木金四象之中气，而金木又为水火之中气，盖金降则火交水而不偏热，木升则水交火而不偏寒。夏月外热内寒者，气生于外也，冬月外寒内热者，气降于内也。故人当夏月之时，大便常溏，冬月之时，大便常干，里气虚实之分也。所以夏月霍乱一病，死人甚速，因热气在外，寒气在内，热气在上，寒气在下，下寒上热，内寒外热，中气易伤，故其死甚速。凡人之顷刻即死者，皆中气以脱之故也。

燥湿

燥湿二气平均调和，则无所谓燥病，亦无所谓湿病。燥胜湿则病燥，湿胜燥则病湿。燥湿分离，则又病湿而又病燥，皆中气之虚也，燥湿之平匀调和者，中气之力也。

风

风者百病之长，五脏之贼，病热则助热，病寒则助寒，病湿则助湿，病燥则助燥，风者动而不得其正之气也。乙木之气，由左上升，甲木之气，由右下降，木气不病，则各经之气皆得安位，木气一病，则煽火耗水，克土侮金，无恶不作。但木之病风，却又有四个原因：木生于水者，生于水中之温气，泄精伤肾，水中温气损失，生气不足，升不上来，郁而病风，是一因也；阴液亏耗，木气枯焦，下焦少吸收之力，则木气强而上冲，冲则阴败阳亢而病风，又一原因也；木主疏泄，金主收敛，金能收敛则甲木右降，疏泄不至偏胜，故不病风。金弱不收，甲木上逆，乙木即升，甲木又逆，有升无降，是以病风，又一原因也；甲木右降，乙木左升，全凭中气。土湿中虚，旋转不灵，木为湿土郁遏，升降不遂亦能病风，又一原因也。人身一温润之体，寒热平则温，燥湿匀则润，但四气之平均，全赖中气冲和，然后升降无乖，则风病不作。中气不足，升降倒行，病日积久，未有不生风者。所以仲景先师于虚劳诸不足之病，惟治木气与中气也。世之医家必见口目歪斜，手足抽动，乃谓之风，于无形之风，少有知者。

暑

暑者相火之气，相火者，生土之火也，君火者，丁火也。肾属水而心属火，水中温气升与乙木，乃化丁火，而癸水却与丁火同居一气。丁火既由癸水升化而来，水性克火，自然之势，故君火常弱，无生土之力，相火不然也。相火主气为三焦，从气为胆经甲木，又有心包相火与厥阴乙木同宫，甲木乙木皆能生火，故五行之中相火之气独多，相火之气独大。惟其大也，多也，故负生土之责，为中气之根本。惟其大也多也，故一旦不降，则燔心灼肺，烧热非常也。三焦相火，居土气之下，然受气于心包相火，故相火又称命门。命门者，水中之火气也，与胆经甲木二气。二气下降，交入水中，三焦相火，乃能生土。心包相火与胆经甲木二气，如不下降，则病上热，上部热盛之时，即下部寒起之时，正中气存亡关系之时。中气在二土之间为相火下降之枢轴，相火降则中气运，中气运则相火降。相火与中气，交相为用，其机至速。医家能知此理，中医古法复明矣。

中气与经气

人身中气如轴，经气如轮，经者经过也，经者经管也。十二经者，十二脏腑之气所经过，所管辖也，脾肝肾与大肠小肠三焦六经之气主升，胃胆肺与心心包膀胱六经之气主降。升者由下而上，降者由上而下。升者由左行，降者由右行。上下左右之间，则中气也。人生之初，空气由鼻孔压入肺部，充满周身与中气混合，入而复出，出而复入。开始呼吸，中气便左右转起来。中气左旋右转，经气便随着中气之旋转左升右降起来，直到天年尽时，中气之旋转终止，然后人死。所谓人死者，中气完了，与空气断绝也。解剖图形，初成之胎，有迴纹环绕，便是旋转之雏形，动脉经脉，一来一往，便是旋转升降之外观，不过气上行则血下行，气下行则血上行，故动干脉在左，静干脉在右也。中气左旋右转，经气左升右降，是谓平人。平人者，升降平和，无病之人也。若经气之当升者不升，当降者不降，是为病人。当升不升，名曰下陷，当降不降，名曰上逆。经气上逆下陷，皆中气旋转不灵之故。治病之法，无非辨别何经不升，用药升之，何经不降，用药降之，莫伤中气。中气不足，培养中气，因中气旋转，乃经气升之根本，若中气旋转复原，经气之陷者自然复升，经气之逆者自然复降，病自愈也。经气升降，左右皆同，但升经之主干力在左，降经之主干力在右，临床审查确实之证据甚多。

空气之中气与人身之中气

中气如轴，经气如轮。空气之生物也，先有轮而后有轴，人之得空气而后生也；先有轴而后有轮，盖空气升降一周而后气交，气交而后有中气。升降轮也，气交轴也，此古法所谓由无极而大极是也。人在太空气交之中，受气交之中气，而后生十二脏腑，此古法所谓太极生两仪，两仪生四象是也。太极者中气也，两仪者脾胃也，四象者心肾肺肝也。轴运则轮行，轮滞轴亦停，故中气病者经气必病，经气病者中气亦病，此古医法之窍要也。

荣卫分合

荣者人身由内而外之气，卫者人身由外而内之气。由内而外者，疏泄之气，木火之气也，有发荣之义，故曰荣；由外而内者，收敛之气，金水之气也，有卫护之义故曰卫。荣性热，卫性寒，平人不病寒热者，荣卫合。荣离却卫故热，卫离却荣故寒，此荣卫之分也。荣气疏泄，有卫气之收敛以交之，木火之中有金水，则荣不病热；卫气收敛，有荣气之疏泄以交之，金水之中有木火，则卫不病寒，此荣卫之合也。合而忽分则病作，分而乃合则病愈。中气伤则荣卫分，中气复则荣卫合。中气者荣卫之根本。荣卫者中气之外维，荣卫者十二脏腑公共结合之气之行于经络，溢于皮肤者也。脏腑主一身之里，荣卫主一身之表，故凡外感之病，不论伤寒温病无不由荣卫病起。一见恶寒发热，便是荣卫由合而分，中气未由不虚者。调解其分，以求归于合，未有不顾中气而能收效者，但荣卫之气由合而分，虽由中气不足，亦必有所感伤。感空气中之寒气则伤荣，感空气中之热气则伤卫。寒伤荣则卫郁而不交荣，热伤卫则荣郁而不交卫。荣卫交合，如环无端。寒伤荣则疏泄之气减少，收敛之气加多；热伤卫则收敛之气减少，疏泄之气加多。一少一多，加多之气与减少之气不能通过，故荣郁而现其本性则发热，卫郁而现其本性则恶寒也。空气中之热气，性本疏泄，与人身荣气同气，故热不伤荣而伤卫；空气中之寒气，性本收敛，与人身卫气同气，故寒不伤卫而伤荣，此天人自然之气化，原如此也。当其一伤一郁之时，恶寒发热，病在荣卫，不在脏腑。荣卫主一身之表，脏腑主一身之里，病在表时顾中气，以调荣卫，荣卫复合，汗出病解。汗者，荣卫分离时所停之气水与荣卫复合时所生之津液也。病在表时不由汗解，则里气内动而荣卫内陷，便如危险之境。当荣郁见热之时，腑阳不动，当卫郁见寒之时，脏阴不动，则表气虽郁，里无响应，不至内陷。腑热内动，则荣热内陷入腑，而里气亦病热；脏阴内动，则卫寒内陷入脏，而里气亦病寒。里气病热，脏阴复则病愈，脏阴尽则人死。里气病寒，腑阳复则病愈，腑阳尽则人死。表热入里者，半死半生，表寒入里者，九死一生。名曰表病入里，其实乃中气败而里气自病，表里皆偏，偏绝则死耳。热之伤阴其性缓，去热救阴易；寒之伤阳其性急，去寒救阳，稍迟即逝也。至于荣热外郁而脏寒反动，卫寒外郁而腑热反动者，亦复不少，盖愈郁愈盛，愈盛愈泄。荣分木火之气泄完，自然阳亡而寒生，愈郁愈盛，愈盛愈闭，卫气闭而不开，里阳莫达，自然阳遏而燥起。伤寒温病，皆起于荣卫而终脏腑。仲景伤寒之乱于后人者，未将表字全属荣卫，里字全属脏腑故也。

五脏分主

五脏	五官	五生	五荣	五主	五色	五臭	五味	五声	五液	五情
肝	目	筋	爪	色	青	臊	酸	呼	泣	怒
心	舌	脉	面	臭	赤	焦	苦	笑	汗	喜
脾	口	肉	唇	味	黄	香	甘	歌	涎	思
肺	鼻	皮	毛	声	白	腥	辛	哭	涕	悲
肾	耳	骨	发	液	黑	腐	咸	呻	唾	恐

原理篇终

古方证明篇

要旨

古方者，仲景伤寒金匮之方，经方也。仲景伤寒金匮两书，为中医内科方书之祖，后人因其分两太重，都不敢用，而用时方。时方者，唐宋以来各家所制之方也。经方虽未说明理由，然据方中之药，以求致病之理，即可得用方之法，若时方则凭个人偶然取效之药，随意立方，与经方背驰。门户愈分，古法愈失，所以中医愈学愈坏。上篇所说，上下左右中，升降如环的圈子，五行的作用，六气的从化，荣卫的分合，即是仲景理法的根据，兹将经方，择其与上下左右中，升降如环的圈子，容易证明者，按着系统学理，详细说明于后。

理中汤（亦名人参汤）

人参，白术，炙甘草，干姜。

治胸痹，心痞，气结在胸，胸满，胁下连抢心。

此等病症，医家大概好用破气的药，轻者用香附橘皮，重者还要用枳实、大黄、川楝子、三棱、莪术等类。殊不知此病是由中气不运之故乎。平人中气左旋右转，上焦之气，随中气右转，降了下去，交于下交。下交之气，又随中气左旋，升了上来，交于上焦。气化通调，上焦清虚，故无胸痹、胸满、心痞、气结在胸等症。人身左右，为阴阳升降的道路，这道路通与不通，亦是由中气运与不运而来。中气不运，上焦之气，降不下去，然后胁下气逆，上抢于心，此等痞结的症候，必有寒气凝滞。仲景理中汤的理法，即是用参草以补中，干姜以温中，中气在脾胃之交，脾胃属土，土气本湿，中气不运者，土气必湿，故又用白术，以去湿气而补土气，名曰理中者，即是理中气之旋转也，若是用寒下破气的药，这病必定要加重的，还有就治死了的，因中气既虚，又遭攻伐，必定益法不能旋转了。

但是一层也，有那中气甚虚的人，吃了理中汤后，胸间发胀，肚腹觉热，人反不安者，这却有两个原因：一由于平日胃间必有一部分发硬，二由于平日阴分偏虚，津液缺乏，水气枯涩的缘故。那胃部发硬，必是伤酒伤色的人，缘脾升胃降全赖津涵濡，气机乃能活泼。伤酒的人，胃脘受伤，津液亏损，所以发硬，伤色的人，阴分的津液，一定是亏耗了的。木本生火，津液亏者，木气必枯，木枯而遇干姜炙草温补的药，所以肚腹发热，此等津液亏耗中气又虚的人，如有必须理中时，可改用丸药，加以养津液、磨积滞之品，少用干姜，或去干姜改用神曲，或单党参一味，浓煎冷服，徐徐调理，庶乎有益无害。那用理中汤丸，还有地理上的关系，也是要知道的，山西的空气，多风多燥，在山西的人，中气虚者偏于风燥居多。中虚偏于湿寒者易治，偏于风燥者不易治。若是治风燥的中虚，须息风敛燥与理中兼而用之，不可单独猛进也。

理中丸 （即理中汤作丸）

治霍乱上吐下泻，头痛身疼，发热恶寒不渴者。

夏月之时，井水寒，空气热，地面之上湿气极盛，当此下寒上热之时，人身中气健旺，旋转升降，无所停滞。上焦火气，降而交于下焦，下焦水气，升而交于上焦，上清下温，不病霍乱，平人不吐者，胃气右降也，平人不利者，脾气左升也，平人夏月不头痛身疼者，中气旋转，湿气疏泄也，平人不发热恶寒者，中气健旺，荣卫调和也。病霍乱之人，中气不旺，食寒饮冷，凝滞不化，于是中气不能旋转，胃气上逆而作吐，脾气下陷而作利。伤于暑湿，于是头痛身疼，中气不运，荣卫郁分，于是发热恶寒，此霍乱之由来也。此等病症，医家好用藿香正气散，不知此方多系辛散之药，少有顾中之品。中虚之人，辛散最忌，服藿香正气散后汗出而脱者，即是中气亡脱之故。仲景以理中丸为治霍乱之主方，全是除中焦之湿寒，复脾胃之升降，脾胃之升降复，中焦之湿气去，是以吐利止，身疼愈。荣根于脾，卫根于胃，荣卫分则恶寒发热，荣卫合则寒热不作也。

但是一层，理中丸只能治寒多不渴的霍乱，不能治热多而渴的霍乱。若是热多而渴的霍乱，遇着干姜炙草必定益吃益渴，病反加重，而世之治热渴霍乱者，见其热渴又往往好用寒凉之药，须知热渴霍乱的原因，与寒霍乱的原因，都是中气停滞，脾陷胃逆之故，不过是热渴的霍乱，胃气上逆的很，湿气较重，逆火较盛，其热者胃逆而火不降，其渴者，湿气逼住火气也。所以仲景治热渴霍乱，用的是五苓散（白术、茯苓、猪苓、泽泻、桂枝），以除湿而培土。湿气一除，中气一复，于是胃降而吐与渴俱止，脾升而利亦收，升降复原，上焦浮逆之火，自随胃气右降而热亦退，其实并无寒凉之药，如用寒凉，中气立刻就脱了，所以日本认为此症为虎列拉，言其极凶猛也。其实照仲景之法治之，立刻就好，不过此等证候在盛暑湿生、上热下寒之时，病一发作，中气脱的很快，再不知道顾中，所以死人甚多且速也。热渴霍乱，也有吃井中新汲水而愈者，此理亦是降胃逆的缘故，盖逆则气热，凉则气降，无非使胃气凉降，中气旋转复原而已。但吃新吸井水的热渴霍乱，一定是吐而不利，如其下利，是中寒必矣。中寒再遇寒凉，不死者甚少也。

还有一事可以互相发明者，夏月热蒸之时，吃了寒凉之物，就病霍乱，为何能吃西瓜，还有腹泻之人，吃西瓜而反愈者，盖夏月腹泻，由于湿气者多。人身上焦如雾，中焦如沤，下焦如渎。气上升则为雾，水下注则为渎，沤者气中有水，水中有气，水气将化未化，将分未分之意也。如渎之水，注于下焦，而降于上焦，肺主皮毛而司收敛，肺气收敛则上焦如雾之气，乃能降而为水。肺于大肠相表里，本是一气所升降，湿热熏蒸，肺气不能下降，大肠之气遂不上升，升降倒行。中焦如沤之水，遂入大肠而为热泻，肺气清降，收敛令行，汗泄于皮毛，小便注于膀胱，气水分清，热泻自止。西瓜极清肺气，解热润燥而不寒中，炎暑之时，常吃西瓜而神爽者，清肺之力也。中气之理，右降则左升，西瓜直接助右降之气，即间接助左升之气。升降相维，中气乃治。以广义言之，谓西瓜能调中气亦无不可。理中丸之理中，由内而外也，西瓜之调中，由外而内也。由外而内者，助肺金之降敛，金敛则气收，气收则水道调而土湿去，土湿去则中调也。

理中汤丸为中气脾胃之主方。中气在脾胃之间，脾胃不虚不寒不湿，中气不病，故此方中气与脾胃并治。古今良医治病，能本此方加减，辅以调理金木之药，未有不药到病除起死回生者。惟兼木热金燥，则干姜须暂不用也，或俟木金的热燥平后，在为少用亦可。

四逆汤

炙甘草，干姜，附子。

治伤寒太阴脏病，腹满而吐，食不下，自利，时腹自痛者。

此为中气虚寒，脾陷胃逆又兼肾水寒生之病也。腹满自利，脾土败而下陷也，吐而食不下，胃土败而上逆也，又兼腹自痛，是水寒灭火，中土将绝也。

方中用炙草、干姜，温补中气以回脾胃之陷逆，以复脾胃之土气也。用附子，温肾水之寒以救火。土生于火，火存则土气复也。此病较理中汤丸之证重大危险，因理中汤丸之病，中土虚寒，寒水尚未灭火之病，此则中土虚寒，寒水已在灭火，火将立刻消灭，土将立刻败亡之病。

伤寒病致死最速，有得病二三日即死者，皆此病也。中气虚寒之人，最怕下寒，中下皆寒，土火俱败，故死甚速也。如此重大危险死在顷刻之病，只用炙草、干姜温补中气，用附子温水气，即能起死回生。经方中气之理大矣哉。

大承气汤

大黄，芒硝，枳实，厚朴。

治伤寒阳明腑病，胃家实，日暮潮热，谵语，手足濈然汗出，六七日不大便，腹满拒按，小便长次数加多，以小承气汤一合，试探矢气者。

承气者，承中气也。中气左旋化阳，右转化阴，阴阳平匀，中气乃治。阴进则阳退，阳盛则阴消。阴阳偏胜，则中气伤而人病；阴阳偏绝，则中气亡而人死。死者死于阴阳偏绝，中气不复也。

大承气汤证，阳气偏胜，阴气将绝，当此之时，阴阳平匀的中气，几乎有阳无阴了。日暮潮热者，阳明燥金气胜，申酉之时，燥金司令也。谵语者，胃经燥极，君相二火不能下降，烧灼燔蒸，神志不清也。手足濈然汗出者，四肢秉气于脾胃，胃热之极，故手足热而汗出也。腹满拒按者，胃间有燥屎也。小便长者，津液外泄也。此时如不用大承气汤下其燥粪以回阴液，则燥极阴亡，中气无回复之机，人遂死矣。

但是一层大承气不可随便轻用，须俟六七日不大便，又须小便长多，大便方硬，便硬乃可言下。又须先以小承气汤少许试探（小承气汤：大黄、枳实、厚朴），如大便已硬，服小承气汤必然矢气，乃可言下。若前日、昨日小便长而多，今日小便减少，是津液续复，自将大便，即不可下。如服小承气汤不矢气，是大便必先硬后溏，不可言下，如轻于攻下中气随之亡脱矣。

理中汤去中土湿寒以理中气的旋转也。承气汤下中土之燥结，承中气之续复也。但承气汤证，除伤寒阳明腑病全属实症外，其余外感内伤，绝无仅有。缘伤寒纯是气化之病，阳明燥金一气独胜。一气独胜，则诸气皆并入燥金，故燥热如此之烈，燥粪如此之硬，非下燥粪不能复阴以回中气也。

后世医家，一见大便燥结，即用寒下，不知先硬后溏，乃是中虚使然。先硬者大肠之燥，后溏者脾家之湿。平人燥湿调停者，中气之旋转旺也。肠燥脾湿，中气已虚，再遇寒下，中气亡脱终止，则人死矣。此等错误，实在太多，不可不猛省。

若非完全阳明实症，则虽大便燥结，先后皆硬，亦不可下。因只系大肠的燥结，脾胃之间并无燥结，轻下伤中，亦易致人于死也。

此证之大便燥结，乃中气实者。如中虚而大便燥结者，有三个原因：因于下寒者，用附子肉桂；因于津液少者，用当归；因于气虚者，重用党参，大便自下。

如肠胃有热并无燥屎，数日不大便者，可用猪胆汁少许，灌入肛门，少时即下。如平日数日一大便，并无所苦，亦无他病，此考虑之征，不必用药，听其自然可也。

理中四逆，皆中气虚寒危险之病，此方乃中气实热危险之病。既是实热，自当用寒下之药，然必多察清楚，又须先用小承气试探，方可决定。可见寒下之药，仲圣亦不敢轻用。此方与理中四逆合看，中气之理得矣。

大黄黄连泻心汤

大黄、黄连、麻沸汤渍少顷，去渣，取汁煎服。
治伤寒误下、误发汗，心下痞，按之濡，有上热者。

上回说理中汤治心痞，何以大黄黄连泄心汤亦治心痞？缘理中汤所治的心痞，是由渐而来，属于中气虚寒，旋转无力之痞。这大黄黄连泄心汤所治之心痞，是由误下误汗中气骤然被伤，经气结于心下，热逆不降，中气滞碍，难于旋转之痞。热者经气结塞，君相二火，无路下行也。

此痞系骤然而成，经气已有结塞之象，若仍用理中汤温辅之药，结塞必加，痞将更甚，上热更逆，中气益法不能旋转矣，所以用大黄以通其结，黄连以清其热。热降结通，中气之旋转方能复元，是以痞去而人安也。

中气如轴经气如轮，轴运轮就行，却轮滞轴亦停。理中汤之治心痞，轴运轮行之义，大黄黄连泻心汤之治心痞，即去轮之滞，以复轴运之原之义也。

医道极易偏执，各说各有理。知轴轮的意义，平心体会，自然不偏了。此方渍而不煎，又只渍少时，取味最轻，便见运轮复轴之意，若是取味重了，必又攻着中气了。

此方乃泻心，非泻中，乃泄中气以上所结之经气所积之经热，故药味极清，重则泻着中气，危哉。如服此方后欲大便者，即伤着中气也。

此方亦治热霍乱。热霍乱者，发热干呕，心腹绞痛，渴而不利，脉沉实者，亦泻心上热结以复中气之义，不泻肠胃也。若取味过重，又不热服，泻动肠胃，必生危险。

附子泻心汤

大黄、黄连、黄芩，以麻沸汤渍，须臾去渣，附子另煮取汁和合温服。

治伤寒误下误汗后，心下痞硬，恶寒，汗出者。

大黄黄连泻心汤，治中气被伤热逆不降而下寒未生的心痞。此方系治中气被伤，热逆不降，而下寒已生的心痞。何以知道下寒已生？因上热而下寒未生的心痞，痞而濡，按之不硬，不恶寒。上热而下寒已生的心痞，则痞而硬，又恶寒也。痞濡者，脉必浮，痞硬者，脉必沉，硬者寒结之象也。

缘平人中气旋转，上焦之火降入下焦，故上焦不热，下焦不寒。痞而硬者之心痞，即由痞而濡者之心痞而来，盖上热不降则下焦水中无火，水中无火，于是寒生而硬现。此病汗出者，上热之蒸腾，恶寒者，亡阳而寒水之气偏胜，此恶寒并非表证，故轻取大黄、黄连、黄芩之味以降上热，重取附子之味以温下寒。温则升，清则降，升降复原中气乃治。热退于上而汗收，温复于下而寒去。升降通调痞硬自化。痞濡者上热而寒未生，痞硬者上热寒已生者也。

此方之黄芩乃清木热之药，附子易助木热，故前方无黄芩，此方有黄芩也。

前方清上热以复中气，此方清上热温下寒以复中气。

此二方服后，心痞已开，便须以理中汤加减继之，以补中气之虚。此二方列于理中汤丸四逆汤之后，欲人知中虚当补，还有中虚不可骤补之法，而后中气之理，无偏重之弊。

既经误下中气伤而心下痞，又须仍用大黄、黄芩、黄连，此中轻重之分，细微极矣。盖心下痞者，经气不通，经气与水气热气结塞停留故也，如不用大黄逐之，芩连清之，则经气升降之路愈塞，中气旋转之机停矣。须知其虽用此方，但只渍而不煎，又只渍极少之时间。渍者浸也，不过浸出药中之轻味耳，故曰泻心。已明示不泻胃之义矣。综观以上六方，苟体会了然，便得中医古法之真传。

停食，亦能使中气不能旋转，古法亦用承气汤下凤食。停食外证，嗳酸，发热，恶寒，动则头晕，或泻清水，腹满疼，拒按。轻用承气汤下之甚宜。如停食外证，仅止嗳酸发热，可用猪骨一块，带肉煮熟，熟饭一团，微火烧焦，不可起烟，同研细末，入红糖一勺，煎服即消。停食不消，久之便成虚劳，因中气滞而经气升降亦滞故也。

理中汤丸，乃治中虚而湿寒者。如中虚而燥热，须去姜术，加清润去滞之品，如服后仍觉胸腹发热者，是炙草党参亦不能受，此阴分津液太伤，可重用糯米、山药、白糖、猪油蒸吃数次即愈。

以上中气方

甘草干姜汤

炙甘草，炮干姜。

治湿寒之肺痿，吐涎沫，头眩，遗尿，小便数者。

平人肾水温升则上腾而化气，肺气清降则下行而化水，水升化气故不便数遗尿，气降化水故无涎唾，肺气清降故不头旋。肾气上升肺气下降，全由中气旋转脾升胃降而来，盖中气旋转为各经升降之根，而脾胃则又为各经升降之门。胃气不降肺气亦无降路，脾气不升，肾气亦无升路。

病此病者，全由中气虚寒，不能旋转，脾胃凝滞，所以肺气上逆，气不化水而成涎唾，肾气下陷，水不化气而便数遗尿，肺气不能降敛，浊气上逆，故觉头眩。

方用干姜、炙甘草，温补中气，复旋转升降之旧。故下则尿不遗便不数，上则涎唾不生头不眩也。此方并无除痰止眩、收缩小便之药，而见如此，可见仲景理法不过根据中气的旋转，推及脾胃的升降，由脾胃的升降，推及各经的升降而已，所谓中气如轴，经气如轮是也。

若是只用降痰之药，收涩之药，不用中气之药，一定要将病治重了的。因中气虚的人，最忌重坠，最忌收涩，盖收涩则中气更难旋转，重坠则中气更易脱亡。如知中气旋转经气升降的道理，便不轻易单独用重坠与收涩的药了。此方以温补中气以降肺逆为主，至肾气之上升，亦有肺气下降之力在内。

此方是旋转中气以复肾肺之升降者。如肺痿之因热者，则能食而腿软，须纯用清肺而不伤中之药，先清肺热再调理中气。但肺热而痿者中气亦热，清热不伤中，即能养中，不可温补。

人参白虎汤

生石膏，知母，炙草，粳米，党参。

治伤寒汗后，烦渴脉浮滑，里有热者。

汗伤津液肺气燥热，故烦而渴。浮滑者，肺燥不降，阳郁于上之脉也。

石膏专能清降肺燥，味辛气寒。肺燥而得石膏，登时清润下降，津液立刻复生，直透膈膜而下，故心气清而烦止，胃气润而渴消。有如炎暑久干，田木枯槁，空气之中，燥气填塞，令人坐卧不宁，烦闷无奈，忽然大雨下降，暑气全消，雨过天清，禾苗勃起，清爽之气，令人怡然。

凡温病之闷热，神昏，谵语，服石膏而热退神清者，即是此理。

然世之治白虎证者，一服石膏，往往腹泻热加，以至泻不止而人死者，何也？此非石膏之过，不善用石膏者之过也。盖用石膏之病，燥气只在肺家，中气未有不虚者，并无火土实热之事。而世之医方，既用石膏又用黄芩、黄连、栀仁、连翘、麦冬、生地、荆芥、桔梗、枳实、大黄以乱之，败火寒中滋湿腻脾耗气滑肠，诸凶齐起。此方下咽，病立加重，腹泻频频，人遂死矣。以致石膏之能无由显著，且将连芩等药之罪，都坐在石膏名下，遂致酿成不可用石膏之风气，此皆未曾将人参白虎汤的理法考究明白之故也。

白虎汤用炙甘草补中气也，用粳米生津液顾上气也。补中顾土，然后用石膏以清肺金之燥，然后用知母清热而不湿脾之品以助石膏之力。汗后气伤，气乃津液之源，故又加人参以补气，此是何等的理法，补中、补土、补气，以助石膏成清燥之功，此经方之定法也。后人清燥而又用败中、败土、败火、滋湿耗气之药，焉得不将轻病治重，重病治死也？譬如房屋顶上有秽浊之物，必须用坚固之高梯，选轻捷之能人，升梯上房而除之，又须用可靠有力之人，将梯扶稳，而后升梯之人，安稳上去，安稳下来。屋顶秽物既得除去，屋亦不伤，人亦不伤，此人参白虎之正义也。今也不然，钩杆齐施，东拉西扯，将屋顶秽物连屋带人一起掀倒，此今人用石膏之大概也。呜呼！中气之理不明久矣，医家能知人参白虎之法，必不致肆用凉药以杀人也。

石膏专清肺燥，研碎生用，但分量不可太轻，轻则无力。如中下有寒，切不可用，忌用熟者。暑天汗出热烦，用生石膏加参煎汤热服，益气生津，令人登时神爽，神品也。

奉天大东关立达医院，张寿甫先生用人参白虎治脉虚气弱之温病，以生山药易粳米，以玄参易知母，甚见奇效。盖知母过寒，粳米偏于利水故也。山药善补土金之阴气，性收敛而多津液，张君可谓真知石膏者也。

作者于温病初起，惟用乌梅白糖汤，脉气尚强者，于汤中酌加苏叶。如服后热仍不减，将乌梅加重至二十枚。如再不减，然后用白虎汤，一服汗出而愈。凡用石膏治温病，先用乌梅最妥，因乌梅虽误服亦不坏事，石膏误服，便能死人也。

至温病被医治坏，热而昏迷，无论兼何病象，以乌梅白糖汤，频频与之，自然汗出热退，此经验之方也，义详温病篇。

麦门冬汤

麦冬，半夏，党参，粳米，大枣，炙甘草。

治咳嗽火逆上气咽喉不利者。

干姜炙草汤治的系肺逆不降，此方治的也是肺逆不降。但前方系肺气湿寒之病，此方是肺气燥热之病。医家治肺气燥热的病，多半用养阴清肺汤，此方重用凉药以清燥热。本来极好，但是一层，只知清肺气之燥热，不知凉药伤了中气。常见有肺燥之人，服了养阴清肺汤，热反增加，腹泻神昏而人死，这是不知肺燥的根源之故。

平人肺气清降，不生燥热，全赖中气旋转之力。肺金本气为阳明燥金，又化气于太阴湿土，金主燥，土主湿，五行之理，病则偏现其本气，肺气逆则病湿亦病燥也，偏现本气者中气之虚也。此方治肺燥而多补中之品，正是因肺逆由于胃逆中虚之故。参草、姜、枣补中生津，半夏降胃逆，麦门冬润肺燥，咳嗽火逆上气咽喉不利，皆上焦之气不能下降之故。上焦不降由于中气虚弱旋转无力之故，此仲景立方之主旨也。中气虚而不寒，故不用干姜。

前方治肺气湿寒，此方治肺气干燥，皆不离乎中气之药，此经方所以立医学之极也。

肺气燥咳，故于补中药内用麦冬。如系肺气寒咳，则当于补中药内用干姜、细辛、五味子矣。麦冬寒中湿脾，不可轻用。

葶苈大枣泻肺汤

葶苈子，大枣。

治肺痈喘不得卧，口燥胸痛脉数而实者。

肺主下降，平人肺气下降，痰涎不生；气降生津，故不发喘，口亦不燥；气降胸舒，故安卧而胸不痛，不病肺痈。

病肺痈者，中虚而肺胃上逆，相火与痰涎结于肺间，气不降而发喘，津液变痰而口燥，肺被痈伤，故不能卧而胸痛。火与痰结故脉数而实，然实在肺家而虚在中气。

此方用葶苈下肺家之逆气停痰，用大枣生津液补中气，不用炙甘草而用大枣者，葶苈下痰力猛，极伤津液，大枣津液最多，又能保中气故也。

前人谓此方用大枣以和药力，这句话与甘草和百药的话是一样的意思，其实甘草并非和百药也。人身十二经皆根源于中气，中气左旋右转，经气左升右降，升降不乖，是为平人。当升者不升，当降者不降，是为病人。经气的升降失常，因与中气的旋转不旺，要升降经气，必调助中气，所谓中气如轴经气如轮是也。甘草、大枣补益中气，治各经的药，有中气的药在内，则轴运轮行，气化自和。甘草和百药的话，其实就是甘草补中气的意思，但人不知中气，故不知大枣、炙草之功用耳。

如此方不用大枣，单用葶苈，一定能将人泻死了，何也？津液泻完中气泻脱了也。仲景方中凡是用炙甘草之方皆是此义也。

大凡治肺病，总要兼调中补土，与治肝肾病热者不同。肝肾病热者，水涸木枯，风热耗津，中土之药，最助木热，增木滞而伤津液，甘草、大枣颇不易受。

若肺病而肝肾未病，津液未伤，甘草、大枣等调补中气之药，实为治肺病之主药。缘肺为手太阴经，与土同气，土又生金，胃土之气降，则肺气亦降，湿盛中虚，则胃逆而肺亦逆，土金兼治，此经方之妙法也。

此方治肺家痰水积结之实证，亦不能离中气之药，与白虎汤之清肺燥而用粳米炙草同义。今之用白虎汤者，只知有石膏，不知有炙草矣，哀哉！

厚朴大黄汤

厚朴，大黄，枳实。

治水饮胸痛者。

平人中气旋转，水气下行，胸无停水，故胸不痛。中气旋转不旺，水停于胸，久而不下，则气结而胸痛。日久失治，中气愈停，则入危险之境。

用厚朴枳实以下气，大黄以下水，水去气舒，中气旋转，胸痛

自止

此病始因中气之旋转不灵，故水停在胸，而到此时间，则非先将积水滞气去了，中气之旋转不能复元。故用厚朴枳实以去气滞，大黄以去积水也。但用此方需循序而进，中病则止。如过用伤中，变生不测，非药之咎也。

此方重在胸痛二字，必气水互结成为有形之物，然后胸痛。此为实痛，必拒按。拒按者以手按之，则愈痛而拒绝也。始因中虚而致水气互结，今则如不攻开水气，中气难复。无中气之药，而有中气之理，此经方之细密处，与大黄黄连泻心汤同是恢复中气之法。理中汤丸之理中，由内而外者，此方之理中，由外而内者也。

泽泻汤

泽泻，白术。

治心下有水饮，其人若冒眩者。

平人心神清虚，不病冒眩。而心神之清虚，由于心气之清降。心下有了水饮，中气旋转不灵，阻隔心气清降之路，浊气上逆，是以冒眩。白术补土燥湿，泽泻利水下行，水去则心气降而神清，故冒眩愈也。

此病亦由肺胃之逆。如肺胃不逆，水道清降，水饮自不停积心下。但肺胃之逆，乃因土湿，故不用攻下水饮之药，而用白术、泽泻补土利湿之药。湿去水饮自消，然必须湿去而中复，然后肺胃清降，水饮乃消耳。

此方重在湿去中复，然后肺胃顺降，水饮下行。与葶苈大枣汤之一面托起中气，一面下痰不同，与厚朴大黄汤之直接泄水不同，此经方之化境也。

橘皮汤

橘皮，生姜。

治干呕哕而手足厥者。

手足秉气于脾胃，中气虚，肺胃逆，浊气痞塞，故干呕而哕。胃逆脾亦不升，脾胃之气不能达于四肢，故手足厥冷。

橘皮、生姜降肺胃浊逆而理中气，肺胃之逆浊降，则呕哕自止。

胃降脾升则气达四肢，手足复温也。

此方并无水饮实在之物，乃浊气也。橘皮、生姜皆温性为降，肺胃之纯品。手足厥冷，中气寒也，故二味温降之性宜之。

甘草干姜汤之降肺逆，温补中气也；人参白虎汤麦门冬汤之降肺逆，补中气润肺燥也；葶苈大枣汤之降肺逆，托住中气保住津液，攻下痰涎也；厚朴大黄汤之降肺逆，攻去结水积气，以复中气也；泽泻汤之降肺逆，去湿气以复中气也；橘皮汤之降肺逆，降浊气而理中气也。虚实燥寒之理法全，金气之治法备矣。

当归四逆汤

当归，桂枝，芍药，通草，细辛，炙甘草，生姜，大枣。

治厥阴伤寒脉细手足冷者。

厥阴肝木，喜温恶寒。厥阴脏病，温气消亡，中气亏伤，故脉细而手足逆冷。

当归、桂枝温补木气，而升肝阳，通草通经，炙草、姜、枣温补中气。肝木之能上升者，得水中之温气也。水寒则木不升，故用细辛以温水寒也。温则升，寒则不升，此病乃木寒不升之病。此方之当归、桂枝，为温升肝木之要药，但既用当归、桂枝以升肝木，又用芍药以降胆木者，使升而复降，降而复升，升降互为其根，则木和而风不起，此经方升木气之大法也。中气旋转，木气乃能升降，故升肝经药中，不可离中气之药。

惟芍药寒性，沉重下行，如无补中之药，不可用也。此方于手足寒而用之，因方中皆温性之药，一派温升，无以降之，则阳气上冲，中气受其影响矣。

当归生姜羊肉汤

当归，羊肉，生姜。

治寒疝，肋痛，腹痛，里急及产后腹痛。

肝经木气者，生气也。温暖滋润，则生气充足。条达上升，如不温暖滋润，则生气下郁而病生焉。

足厥阴肝经，下络睾丸。肝木寒郁，故病寒疝。胆经循右胁下降，肝经循左胁上升，肝家生气郁而不升，是以胁痛。肝木之气升于左而发于右，循行腹部全体，生气郁而不舒，升不上来，故病里急腹痛。产后腹痛者，产后血中温气消失，肝经生气不足也。当归、羊肉，温润肝经以益生气，而助升达。加生姜以行中气之寒滞，中气寒消旋转有力，肝经上升有路，故诸病愈也。

肺金应乎秋气，清凉则降，肝木应乎春气，温暖则升。此方所治各病，皆肝木虚寒之故，所以服温暖之药，诸病皆愈。

当归补血而性窜，如兼上逆之病与木枯血热者忌之。羊肉亦能补中，羊肉之补中，乃间接非直接。因木郁克土，中气必伤，羊肉温补肝经而达木郁，木不克土，中气复安。凡降胆经，降肺经之药，皆间接与中气有益，皆此义也。

小建中汤

饴糖，炙草，生姜，大枣，桂枝尖，炒杭芍。

治虚劳里急，腹中痛衄，手足心烦热，咽干口燥，梦中失精，四肢痛者。

当归四逆，乃中虚而肝木寒陷之病，此方乃中虚而肝木热逆之病。里急腹中痛者，胆木不降，则肝木不升，郁而不舒也。衄者，胆木不降，相火逆腾，肺金被刑，不能收敛也。手足心烦热者，甲木不降，则心包相火逆行，故手心热。乙木不升，则郁生下热，故足心热也。咽干口燥者，甲木不降风热耗伤津液也。梦中失精者，甲木不降，相火拔根，水气不藏，子半阳生，则阳动而梦中遗精也。四肢痛者，四肢秉气于脾胃，土因木贼，津液干枯也。

此病全由甲木逆热，克伤中气，相火外泄，烧灼津液，故方中重用芍药以降甲木而敛相火，重用甘味而多津液之品以补中气。甲乙本是一气，甲木不降乙木亦不升，故轻用桂枝以升乙木。木调土运，火降金清，中气之旋转旺，经气之升降复，于是虚劳诸病皆愈也。

此方名曰建中者，调木之力也。中土生于相火，相火降于甲木，所以芍药重用。但木火右降，又非中气旋转不为功，所以重用饴糖于炙草、姜、枣之中，此经方治虚劳之大法也。

后世治虚劳不然，见其咽干口燥衄血则用生地、麦冬，见其手足心热则用黄芩、黄连，见其梦中遗精则用金樱子，不知地冬芩连极寒中气，金樱子性涩，中虚木逆者，性涩之品，更不相宜。其知照顾根本之医生，则又用八珍汤，参术苓草归芎芍地，大补气血。此两种医家，只有愈治愈坏者。

因其不知虚劳之病，全系中气虚而胆木逆，相火泻而津液干也。中虚木逆，经气无不滞塞者，不可再用寒中败土之药，亦不可呆补以增其滞气也。

此方加黄芪，便能治诸虚不足者，补肺金以助降敛之气也。若其人肺气素足，必定不病虚劳，因肺气足之人收敛之气旺，相火不泻于外，甲木不逆于上，中土如何能亏乎？

中土之气为生命之根本。而土生于火，火生于木，木又生于水中之火，水中之火者，甲木下降之气也。故甲木不降为虚劳极重要之关系。然使肺金能收，下降而生水，使水气能藏，则下部之火，不至尽泻，上气不至无根，中气当能旋转，则胃土右转于前，肺金降敛于后，胆木自亦随之下行。土气愈舒，中气愈旺，使乖戾之场仍复太和之象，不难也。仲圣加黄芪之义，可见虚劳之要，全在木气过于疏泄，金气不能收敛两事。

但此方多有用之不效者，其中有种种原因。芍药味苦性寒，最败脾胃，如相火不旺，脉象甚弱者，服之则大便滑溏，脾胃更败。

虚劳之人，脉络干枯者多，炙草大枣，性极雍满，不知加减，服后必有滞塞之弊。

桂枝之性，偏于上升，如遇胆木过于上逆之人，服之反以增水中之动气，而遗精更甚，足心更热。

饴糖炒焦则润脾而不腻脾，而用此药者，往往因其不便，遂不用炒者，服之往往生中满之象。

总之皆医家不明系统学理，脉法不精之过。仲圣立方，原以示人以标准，以待后人之变通。不独此一方为然，伤寒金匮诸方莫不然也，必须知系统学理者，遇病乃有解决之法，而于古方仍有运用之法。

小柴胡汤

柴胡，黄芩，半夏，党参，炙甘草，生姜，大枣。

治伤寒少阳证，目眩，耳聋，口苦，呕吐，胁痛，寒热往来者。

小建中汤治中气虚，胆气逆，肝气陷，相火不降，灼伤胃液而成虚劳者，小柴胡汤治中气虚，胆气逆，无肝经病者。

足少阳胆经自头走足，其性本降。其经自目循耳挟舌本环胃口下胁肋，降则不病，病则不降，目眩耳聋皆胆经之不降也。胆属甲木而化气于相火，火味为苦，胆气逆则口苦也。胆经循环胃口，胆气逆则胃气亦逆，故呕吐也。胆经循胁肋下行，胆经逆故胁痛也。

寒热往来者，胆附于肝而通于胃，肝为厥阴，胃为阳明，阳莫胜于阳明，阴莫胜于厥阴，足少阳胆经居半阳半阴之间，郁而不舒，则阳胜而发热，阴胜而恶寒，阴阳互为消长，故寒往热来，热往寒来也。然胆经之不降，实由中气之虚，中气旋转，则胆经右降，自不病此。

小柴胡汤用柴胡降胆经之逆，而解少阳之结。胆逆则相火不降而生热，故用黄芩以降热。胆木克胃土，胆逆则胃逆，故用半夏以降胃逆，参草姜枣所以补中宫而复旋转之旧也。中气旋转胆经下降，少阳之气通畅如初，故寒热不作也。

少阳居半表半里之间，此古训也。但表字易认为表证之表，与脏腑相表里之表字，同一易生误会，此曰半阴半阳，即是古训半里半表之真义也。

柴胡与芍药同是降胆经之药，芍药性重多走胆经之内部，柴胡性轻多走胆经之外部；柴胡系由颠顶降下，性轻而散，芍药系由胃部降下，性重而敛。小建中汤于胆经关系内伤之病完全负责，再加小柴胡汤，胆经之义尽矣。能本小建中汤加减以治内伤病证，此良医也。小柴胡乃胆木已化少阳相火之方，故用黄芩清木热，小建中乃胆木无力化相火之方，故不用黄芩，而中气皆虚则一也。柴胡亦入三焦，能降能升。

桂枝龙骨牡蛎汤

桂枝，炒芍药，炙甘草，牡蛎，生姜，大枣，龙骨。

治梦中失精，少腹弦急，阴头寒，目眩发落。

遗精之病，人多以为肾虚。肾本藏精，谓为肾虚，本来不错，但是一层，肾为何不能藏精，则是木气疏泄之过也。木气为何过于疏泄，胆经甲木之气郁而不降，肝经乙木之气郁而不升之故也。

肝木升于肾水，而肝木之根却在胆木。因水中温气为木生之根，而温气之来源，全在胆木之下降，缘胆经以阳木而化气于相火。胆经甲木之气降，则相火下蛰，于水气之中，此水中温气所由来也。中气为甲乙二木升降之枢轴，而甲乙二木又为水火之中气，水火相交则治，相离则病。水交火，由于乙木之左升，火交水，由于甲木之右降也。遗精之病，多在半夜，子半阳生，阳生则动，动则上升，升则精不下遗，而水以交火。乙木不升，则动气下郁，所以遗精。乙木不升于左，必由甲木不降于右。

桂枝龙骨牡蛎汤，桂枝以升肝经乙木之下郁，芍药以降肝经甲木之上郁。甲木降则相火下蛰于水位，而乙木得根。乙木升则精化气，气化神而不下遗。升降灵通精道不阻，此经方治遗精之大法也。甲乙不能升降，由于中气之虚，故用炙甘草以补中，姜、枣以和中。用龙骨牡蛎者，镇胆经甲木之逆气，助肾经癸水之藏气，牡蛎、龙骨兼有去滞消痞之功，以通升降之路也。木气之升降和，故少腹之弦急愈。目者，肝所开窍，肝木上升，故不目眩。阴头寒者，肾为宗筋，而筋属肝，胆木不降，肝木寒生，阴头乃寒，胆降肝温，故阴头不寒。发属肾，精亡则肾气败，故发落也。小建中汤治虚劳失精，不用龙骨、牡蛎者，木气已枯，枯则滞涩，故不再用龙骨、牡蛎，以益木气之枯涩，以妨害中气之旋转也。此方用龙骨、牡蛎者，木气未枯也。何以知木气未枯？木枯者手足心热，口干咽燥。木气未枯者，手足心不热，口不干咽不燥也。此病之遗精轻，建中汤之遗精重耳。

大概虚劳之病，总不离小建中汤之理。而医家之治虚劳，以为虚则用呆补，以为火则用寒凉，以为精泄则用滞涩，轻病治重，重病治死。如知仲景小建中汤调和中气，升降木气之理，自当药到春回也。此方须与小建中汤合看。

遗精之病，须审其肝胆二经之升降偏多偏少，以定桂枝、芍药之轻重。如升多降少，桂枝便不宜多用，或不宜用，况肝木之不升，由于胆木不降者尤多乎。此方即小建中去饴糖加龙骨、牡蛎，饴糖性润，龙骨、牡蛎性涩，可见小建中之水气已枯也。

小建中即桂枝汤加饴糖。桂枝汤乃伤寒论风伤卫气荣郁发热汗出，用以解表之方，而加饴糖一味，便治血痹虚劳诸不足，可见木气之为害实较他气为多。医家果将桂枝汤之理研究精确，仲圣理法得过半矣。

当归生姜羊肉汤，当归四逆汤，乃升肝经之方，小建中乃降胆经之方。

柴胡汤乃解胆经之方。经方关于木气之理法，此数方已得十分之八九也。

此方治遗精须多服，又须随时斟酌加减。如遗精一月见一二次，且以过一年者，便难见效。因遗精惯性故也。可于此方加醋炒柴胡二钱。如素日津液亏者，可去桂枝。日日服之，亦能见效。因柴胡能入三焦少阳之经，此经微细血管极多，此经不通，相火之气便滞。柴胡去少阳之滞，以达少阳之郁，故加柴胡甚效。如服此方仍不见效，可于遗精日期之前，二三日自然交合一次，便能永不再发。因遗精之木气疏泄，系出于命门之外。交合之木气疏泄，系行于督脉之中，出于命门之外者，精去而木气之升降愈乖。行于督脉之中者，精去而木气之升降自合也。

曾用党参、黑丑、麻黄各等伤蜜为丸，临卧服少许，半夜时腹胁响动，精便不遗。黑丑去右肾命门之滞，麻黄去膜间之滞，党参助中气以行升降也。此丸可用前方加柴胡去桂枝煎汤送下，见效更稳。如次日大便近滑，黑丑便须减轻为妥。

此病习极认真之器械体操，升降不遂之循环完全取消，另行极畅通之循环，多获效者。但不认真，则循环仍如旧惯，必不见效。

白头翁汤

白翁，黄柏，黄连，秦皮。

治伤寒厥阴病，热利下重欲饮水者。

下陷之病，本无热证，惟木气下陷，多半生热。因木本生火，木气郁陷故升热耳，此病土湿木陷，水道不通，故利而有热。木陷，故冲击而后重。欲饮水者，肝木下郁而生热，胆木亦上逆，而生火故也。

然必伤寒病中乃有此证。因伤寒外感，六气分离，木气偏胜，故木热有如此之重，内伤病中，实所少见。

白头翁专清肝木之热，连柏、秦皮皆极寒泄热之药，用之以助白头翁之力也。但须审查明白，确系热利乃用此方。何以知确系热利？渴故也。此方清木热乃大寒之剂，切须中病而止，过用则中气受伤，变生不测矣。所以必须用此方者，因木热已郁于魄门，不清则木不能升达也。魄门即肛门。

甘草干姜汤治上逆之病寒者，此方治下陷之病热者。然惟木气病热，脾胃仍是湿寒，切须照顾脾胃。木热一清，即须转用温补中气之药，如木热既清，不急温补中气，下寒之病又起矣。

大黄䗪虫丸

大黄，炙甘草，杏仁，芍药，干地黄，桃仁，干漆，黄芩，虻虫，水蛭，蛴螬，䗪虫。

治劳伤羸瘦，腹满不欲食，两目黯黑，肌肤甲错，内有干血者。

中气旋转，经气升降，灵通流利，一气回环，百病不升，是曰平人。若是内有干血，则血脉不通，脾不能升胃不能降，故腹满而食少。血干不润，故羸瘦而肌肤甲错。肝窍于目，肝血干枯，故两目黯黑。此时中气滞涩极矣，如不将干血磨化，则中气愈滞而愈减，中气消尽，人遂死矣。但磨化干血，宜缓不宜急，更宜顾着中气。

方中用炙草顾中气也。大黄、䗪虫、桃仁、干漆、虻虫、水蛭、蛴螬，磨干血也。血干则气滞，杏仁以疏气滞也。血干则生热，黄芩、芍药以清血热也。血干则枯结，地黄以润枯结也。干血磨去，经脉自和，中气旺而升降复其常，斯病去而人安也。

治病之要不可偏补，不可偏攻。不当补而补，固然不合，当攻而不攻，亦必误事。唯在明确，然后定方。既服之后，尤宜随时诊视，以定加减，庶乎可也。若药以中病，尚不停药，中气又伤，他病又起矣。

当归羊肉两方，为木病之温补治法，此方为木病之攻下治法。攻下而用蜜丸，方中亦用炙草，炙草与蜜皆补中之品，可见仲景无处不顾中气。如不用丸而用汤，病未磨去，中气先伤，杀人多矣。

大黄黄连泻心汤，仅取极轻之味以治心痞。此方大黄不为汤而为丸，以磨干血，皆虚证用大黄之法，不学经方者不知也。即伤寒阳明承气汤之完全实证，亦只可下一便，若无燥屎而连下二三便，中气一伤，大祸起矣。

肾气丸

干地黄，山茱萸，粉丹皮，薯蓣，茯苓，泽泻，桂枝，附子。

治虚劳少腹拘急，小便不利，消渴，小便反多者。

此方明曰肾气，其实全是木气的事。曰肾气者保肾气也，非补肾气也。缘木生于水者，生于水中之温气，而肺金之收气，又为水中温气之来原。盖辛金收则甲木相火随之下降，金收则水藏，水藏则火秘而木和，木和则疏泄适宜，不病少腹拘急小便不利，亦不病消渴，小便反多，故肾气不伤也。

小便不利者，木气之疏泄无力，小便太多者，木气之疏泄太过，皆木气失根郁而不舒也。少腹拘急者，亦风木之郁。消渴者，津液为风木耗伤，渴欲饮水，水气为风气消去，故愈消愈渴，愈渴愈消，风气直透中宫，人遂死矣。

此方重用地黄以息风，丹皮以清风，茱萸以敛风，薯蓣以助肺金之收气，苓泽以泄土湿，盖土不湿则中气旋转而木不郁也。用桂枝者，达木气之郁，用附子者，温水中之寒也。何以既用茱萸以敛木气之疏泄，又用桂枝以助木气之疏泄？茱萸乃敛木气之风，桂枝乃达木气之阳，如敛而不达，愈敛愈郁，必生痞闷也。水寒而得附子，则水温木和，疏泄适宜，故小便不过长，亦不过短，故病愈也。

世以此方去桂附加黄柏、知母为阴八味，在土燥火炽之人，服之润燥滋阴，甚为相宜。如火炽而土不燥者，服之则寒凉伤中，未有不生他变者也。盖火炽土不燥者，乃中虚不能旋转，上部之火，降不下去，火逆既因中虚，又用寒凉以败中气，中气亡故人死耳。

常见中虚火逆之病，医家用黄连、黄芩以清火，并无培中扶土之药。连芩下咽，热反大加，大便滑泻。医家见了热加，以为药轻病重，又将连芩加重用之，热又更加，昏迷而亡。医家谓黄连系苦从热化之性，所以愈吃愈热，此真古今奇冤。

中虚火炽之家，服了黄连中气更败。未服黄连之先，火虽上逆，尚未全然上逆。尚未全逆之火，还在下降以生土，所以上虽热而不泻。一服黄连，寒凉伤了中气，中气到此，益法不能旋转，在先尚在下降之火，到此全然上逆，所以连芩加重，热益大增。火全上逆，下部成了寒凉，大便滑泻，中气无根，故人死也。服黄芩、生地等寒凉之药，而热反加者，全是此理。中气旋转，水升火降，本是独一无二，现现成成的医理，人都不大往中气学起，所以此理都就灭亡了。

世以地黄为补肾水之药，不知经方理法故也。明白此方，然后能明白地黄，缘肾水之伤耗，乃被风木盗泄之故。地黄息风润木，木静风平，肾水自然存在。又以薯蓣补肺金以生肾水，又以附子温水以培木气之根，桂枝达木气之郁，此肾气丸之理也。世之以寒润药补水者，亦如以寒凉药清火，是一般的眼光可悲矣。

薯蓣丸

薯蓣，麦冬，桔梗，杏仁，干地黄，当归，阿胶，芍药，川芎，桂枝，大枣，党参，白术，茯苓，炙草，神曲，干姜，柴胡，白敛，豆黄卷，防风，蜜为丸。

治虚劳诸不足，风气百疾。

此方要点，即在风气百疾的风字。这风字并非伤风咳嗽的风字，就是本身木气不和，动而不得其正之气，但容易看见的，只有口眼歪斜，手足抽搐，筋肉瞤动，觉得是风，此外的风都就看不见了。

木主疏泄，其气本动，郁而不舒，故动而风生。风木一动，第一克土气，第二耗水气，第三煽火气，第四侮金气。

第一克土气者，木本克土，土气旋转，须木气调和。木郁风生，则盘塞冲击，土气便不能旋转了。

第二耗水气者，就同有水气的物件，一被风吹，水就干了。肾主藏精，精者津液所成，风木动则肾气不藏，津液枯耗，所以遗精之病，只责木气不调也。

第三煽火气者，乙木上升则化君火，甲木下降则化相火。相火下降，藏于水气之中，又为乙木之根。木郁则乙木不升，而甲木不降，不升不降，君相火气飞腾外越。火气者，动气也，再遇风气煽动，愈不下藏，故愈煽愈热了。

第四侮金气者，金本克木。木主疏泄，金主收敛，金气能敛，木气乃不妄肆疏泄。金气之收敛虽随中气之右转，亦须木荣风静，方能行其收敛之令。今木郁风动，横击直冲，金气虽欲收敛而有所不能矣。

故曰：风者，五脏之贼也。虚劳之病，其初皆由于木气之妄动，其后皆成于金气之不收，盖金收则水藏，金收则甲木下降，金收则相火归根，相火归根，则乙木温和。甲降乙升，土气松和，中气旋转各经升降之气自然调和，诸病自然消除。是金收二字，责任实在不小。金气能收，风木四害皆可不起。所以虚劳之病，最忌咳嗽也。咳而不愈，金气全败，收气全消，风遂无平息之望。

此方重用山药，山药最补肺金而助收敛。加桔梗、杏仁以降肺逆，麦冬以润肺燥，则金气收也。

当归、地黄、阿胶养血润木，芍药、柴胡降甲木，川芎、桂枝升乙木。甲降乙升，枯木得润，则风自熄也。金木之病，全由中土旋转之衰。故用参枣炙草，以补中土。土气虚，必生湿，故用白术、茯苓补土泄湿。

金逆木动，经气不和，乃生积滞。故用耖姜以行中土之滞，用白敛、豆黄卷、防风以疏木气之滞也。

此病此方于中气旋转阴阳升降五行生克一气回环之理可以概括。苟深思而明之，便入仲景之室矣。

虚劳病皆是风木为殃，故曰风气百疾。

水火交济则人生，水火分离则人死。分离少则病轻，分离多则病重。虚劳之病水火分离，此方只有金木与中土之法，而无水火之法，何也？缘肺金下降则生水，胆木下降则生火，故此方只有金木与中气之法，水火之法，即在其中。甲木下降，乃生相火之法，不言生君火之法，何也？乙木上升，自生君火，非甲木下降乙木不能上升，故不言君火，而君火即在其中。火之关系，相火重而君火轻，以生土者，相火而非君火。乙木之根，亦水中之相火也。君火如草木之花，相火如草木之根。故仲景医经于劳伤各病，皆是相火之法。

理中汤丸等方，中土病之理法也。甘草干姜汤麦门冬汤等方，金病之理法也。当归羊肉等方木病之理法也。此方中土金木合并之理法也。内伤之病理药理甚多，不出此数方之内，学者苟精习而融通之，中医无余韵矣。

桂枝汤

芍药，大枣，生姜，炙草，桂枝。

水四杯煎成二杯温服一杯，饮热稀粥一杯，覆衣取微汗，不汗再服一杯，如仍不汗，再煎一剂，服如前法，禁生冷黏滑肉面酒酪五辛诸物。

治太阳病中风，头痛身疼，发热汗出，恶风脉浮缓者。

此中风素虚风伤卫而荣郁之病也。荣郁故发热，荣气疏泄，故汗出，风性缓故脉缓，荣卫行身之表，卫伤荣郁，荣卫不和，故头痛身疼。荣气疏泄与风同性，风盛故恶风。

此方用芍药敛荣气之疏泄，用炙草补中气，汗出耗伤中气之津液，故用生姜、大枣和中气以养津液，用桂枝者，桂枝善调荣卫也。服此方者，中气复而荣卫和，故汗出而病解。

麻黄汤

麻黄，炙草，杏仁，桂枝。

水五杯先煮麻黄，减两杯去沫入诸药，煎二杯，温服大半杯，覆衣取微汗，不用啜粥，余如桂枝汤法。

治太阳病，伤寒，头痛，身疼，发热，无汗，恶寒，脉浮紧者。

此中气素虚，寒伤荣而卫郁之病也。卫郁故恶寒。卫性闭敛，故无汗。寒性急，故脉紧。荣卫行身之表，荣伤卫郁，荣卫不和，故头痛身疼。卫气闭敛，与寒同性，寒盛故恶寒。

此方用麻黄泄卫气之闭敛，用炙草补中气，卫气闭敛，肺逆作喘，故用杏仁降肺气以平喘。用桂枝者，桂枝善调荣卫也。服此汤后，中气复而荣卫和，故汗出而病解。

荣卫者，十二脏腑之经气公共结合，以行一身之外之气也。脏腑主里，荣卫主表，荣秉木火之气，卫秉金水之气，而皆根于中气。外感之病，伤在荣卫，病亦只在荣卫。故发汗，以和荣卫，病即解也。如在荣卫，不速汗解，则脏腑之气内动，荣卫之气即内陷而入里。入里之后，只分入脏入腑两路。入脏则用温补，四逆证是也。入腑则用寒下，承气汤证是也。治法不差，病即能愈。然总不如在表之时，汗解之顺。此二方为外感之大法，总以疏泄、闭敛、中虚六字为主。

麻黄汤用麻黄开泄卫气以取汗，何以桂枝汤用芍药敛荣气亦以取汗？盖桂枝汤证，原来之汗乃荣气偏郁，疏泄而出之汗，此汗乃偏病之气；服桂枝汤后汗出病解之汗，乃荣卫复合之正汗也。

芍药敛荣气，既敛便不应出汗，何以服芍药确能汗而病解？盖荣卫和合乃出正汗，然须荣卫平而后荣卫和。芍药敛疏泄则荣与卫平，平故和，和故汗出病解。芍药乃泄荣以与卫平之药，麻黄者，乃泄卫以与荣平之药也。

桂枝汤的桂枝，系中风伤寒共用之药。其作用系和经络，调荣卫。桂枝汤的主要药，系芍药与麻黄汤的麻黄，系对待的作用。古人命名稍有未到之处，即遗后学之误，其实皆后人不善学之故。知芍药的作用，与麻黄的作用是对待的，然后知荣卫寒热也是对待的。知荣卫的寒热是对待的，然后知入腑入脏之理路亦是对待的。对待之间，中气也。

陈修园医书为近时医家人人都着之书，而《伤寒串解》将桂枝汤证之有汗认为虚证，将麻黄汤证之无汗认为实证，于荣气疏泄卫气闭敛，疏泄生热闭敛生寒之理一丝不解，令读伤寒论者，起头便错。麻黄汤证，卫寒内陷入脏，而用附子、干姜者不少；桂枝汤证，荣热内陷入腑，而用石膏、大黄者不少。不于荣卫之本性上取义，乃以虚实二字定荣卫表病之理，后人读其书乃深信而不疑，何也？伤寒之病，只分表里。里者腑也，脏也，表者荣也，卫也。初病在表，桂枝麻黄汤发汗即愈，如其不汗，自必陷入脏腑。无论何腑，总不离阳明胃，无论何脏，总不离太阴脾，伤寒大纲如是而已。伤寒之病，里气动而荣卫内陷则凶，里气和平而荣卫外发则吉。中气旺则里气平而荣卫外发，中气虚则里气动而荣卫内陷。陷入腑而用寒下，陷入脏而用温补，亦不致死。如在表之时，治法错乱，则坏病迭出，生死莫卜矣。仲圣伤寒坏病各方皆起死回生之方也。

凡初病桂枝汤证麻黄汤证之时，名为太阳证，其实系荣卫证。病在太阳之经，其实系荣卫之事。因荣卫行身之表，太阳经亦行身之表故也。发热者荣气之郁，恶寒者卫气之郁。荣热者，木火之本性，卫寒者，金水之本性。五行之本性，分则郁，郁则各现其本性。后人乃谓热为太阳之标，寒为太阳之本，不从荣卫上立论，而从太阳标本立论，荣卫之理乱，全部伤寒论皆乱。引《内经》以注释仲景伤寒，此仲景伤寒之所以不明于世也。

麻桂二方之理，乃外感各病之准则。二方明了，则伤寒外感以及温病之要领均得矣。

总结

人身十二经，惟脾胃肝胆肺之病最多，肾经次之。学者只需将脾胃肝胆肺肾六经病理方法，按着自己的身体，想着升降的圈子，分而究之，合而究之，了解融通，伤寒金匮各方，一看即可明白。至于大肠小肠膀胱三焦心与心包六经之病，皆由脾胃肝胆肺肾六经直接间接而来。

如大肠病寒者，脾肾之阳虚也，大肠病热者，实症由于火土之盛，虚症由于肝木之陷也。三焦与小肠之病热者，实症由于土气之燥，虚症由于木气之枯也。三焦与小肠之病寒者，脾肾肝之阳虚也。心与心包之病热者，由于胃土与胆木肺金之不降，皆虚症无实症也。心与心包之病寒者，水气寒胜而克火，皆虚症无实症也。膀胱之病热者，肝木下陷，郁而生热，皆为虚症。其有实症惟太阳膀胱腑症，热结膀胱，抵当汤证一症也。膀胱之病寒者，肾中之火虚也。

故仲景经方，皆中气脾胃肝胆与肺肾之病。心火之病，惟伤寒误下误汗，中气被伤，火逆不降，大黄黄连泻心汤一症。治内伤杂病，心火单病者，亦惟大黄黄连黄芩泻心汤一症。治心气不足，吐血衄血者，心气虚而不足，不能下降，故火土上逆，火恶热，泻热以养火也。

然泻心汤取味极轻，只降心火，不下大便，如遇中虚胃逆，而亦用之，益泻益热，火尽人死矣。

此外清热之药，多于养中培土调木之药同用，盖中气旋转，胆经不逆，则心火下降，归于水位，故不病热。名曰心水，其实皆心包相火因胆经甲木不降，合并为殃耳。心经丁火，根于肾水，由肝木左升所化，只见不足，不见有余也。

不论外感内伤，一见发热，便是甲木不降，中气不足之过，故仲景经方之桂枝汤，所治之病甚多也。此方看似平常，关系生死不小，原理篇相火条下已详言之。

至于肾经的药，惟附子细辛二味。附子温寒气，细辛则降寒水之上冲也。并无滋补肾水之药，盖水源在肺，金降则水生，水耗于风，阿胶、地黄皆息风以救水，并非滋水之药。知仲景之法，自知降肺金息风木以生水，自不用熟地等药以滋水。

仲景之法，失传已久，故非先明五行生克旋转升降之理，不能言仲景经方之法，亦非先明空气升降之理，不能明五行之理。仲景各方凡方中有炙草、姜、枣者皆兼中虚之症，有术苓者，皆兼土虚土湿之症。有黄芪山药者，皆兼肺虚之症，有橘皮、生姜、杏仁者，皆肺气逆滞之症。有当归、阿胶者，皆木枯生风之症，有地黄、黄芩者，皆肝热胆热之症。有芍药者，皆降胆木泄荣热之症。有桂枝者，皆达肝木调荣卫之症。有干姜者，皆中寒之症。有附子者，皆水寒之症。有黄连者，皆心包相火上逆之症。有大黄、枳实者皆土实之症和经气结塞之症。有麻黄者，皆卫气闭塞经络不通之症。

其伤寒温病，初得之时，全是中气荣卫的事，乃历代之注伤寒谈温病者，注伤寒则妄引内经，曰寒为本，热为标，谈温病则曰由口入，由鼻入，将外感荣卫中气之正义全行抹煞，前人错于前，后人随于后，本非必死之病，一经服药，便有多半必死者，谁之责也？

此篇皆仲景伤寒金匮之方，于升降之理法揭领提纲，证验明白。此篇研究清楚，一切外感内伤各病，皆清楚矣，如不将此篇研究清楚，以下各篇便不可看。

古方证明篇终

古方运用法

此篇各病各方，系统简明，不过旬日之功，即能了解，再旬日之功，即能记熟。惟实地运用，却不容易。然只要于望闻问切上，分别出虚实寒热四字，便能运用。分别之法，以阳虚阴虚为纲领也。

问者问其病之由来，现在之情况。

闻者闻其呼吸言语之盛衰。

闻问之外，望切尤要。

阳虚之色，唇面目眦皆呈淡灰色。

阴虚之色面呈黄黑色，鼻梁骨呈青紫色。

舌色易生误会，初学切忌看舌。

阳虚之脉，滑兼软，大而松，浮中盛，沉中微，关尺盛，关寸微，或左手大右手小。滑软松三字为主。

阴虚之脉，涩兼硬，小而实，沉中盛，浮中微，关寸盛，关尺微，或右手大左手小。涩硬实三字为主。

阴虚病热，阳虚病寒，明乎阳虚之脉，自知阳实之脉，非有伤寒阳明承气汤证之脉，不得谓之实也。

积滞之脉，与阴虚同，阴虚者津液少，故涩。积滞不通，故亦涩也。

阳虚小便清白而短，或黄赤而短，皆射不远。

阴虚小便清白而长，射甚远，次数多。

清白为癸水火弱，黄赤为癸水火泄，皆虚证。癸水火泄者，中气虚，升降不密也。医家一见小便黄赤，便用凉药清火，中气既虚，再遭寒凉，多有将病加重，以至于死者。

如系实热之便赤，必有承气汤之外证也。

阳虚大便先硬后溏，或完全溏泻，亦有先后皆硬者，但阳虚必兼口淡不思食。

阴虚大便渣滓甚粗，或全干全稀，必兼多食善饥。

阳虚之发热在皮，而骨内却畏寒。

阴虚之发热在腹内，或在手足心，而皮外反作寒。

如外感发热皆是中气虚，荣卫分，相火逆，如服凉药，病即加重，必须得病以来，大便不下，亦未曾出汗，日深热积，津液已伤，乃是白虎汤证。然中气必虚，如服白虎及其他湿润寒凉破气之药而腹泻者，便是增了下焦之寒，伤了中下之阳也。腹泻者，热必加，温补中气以回相火，不至死也。如腹泻而热不加，手足转冷，阳将亡也。温补中下之药，如再迟不进，则阳亡中脱人遂死矣。

阳虚阴虚中气皆虚。阳虚忌寒滑之药，阴虚忌燥涩之药，盖阳虚乃热力不足，阴虚乃津液不足也。至于散寒攻下之药，阴虚阳虚皆忌，因中气虚者，汗下皆受不住也。

表病误补，为害甚大，却极易错误，须先问明身紧项强恶寒有无，如无则无外感，如有外感，总须先解表病，调和荣卫以取汗，表证已无，乃治内病。表证之脉，弦紧而兼浮数者多，有束迫不舒之象。

脉学之要，全在升降，脉虽六部，仍一气所循环。

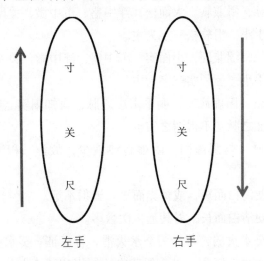

六部脉示意图

右以候右，左以候左，寸候胸上，尺候脐下，关候腹中，升降调则脉象平，平者阴阳和平，无病之人也。升气太过，右关寸逆，肺胆胃不降故也；降气太过，左关尺陷，肾肝脾不升故也。审明升降反常之机，阴阳偏虚之象，脉法纲要，不过如此。会而通之，运用无穷也。

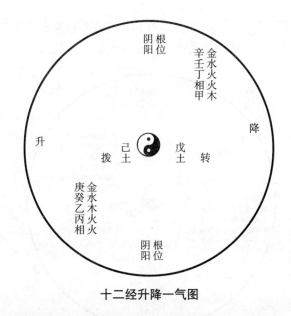

十二经升降一气图

此图乃表示十二经气之升降，所谓中气如轴经气如轮，

轴运轮行，轮滞轴停是也

宗祥注：此图与原书图示无误，不需修改。但是按照彭子益本意，这个图是不正确的，这可能是作者本来绘制错误，或者整理者没有理解彭子益的本意而画错。十二经的升降圆运动是彭子益圆运动的理论成型的萌芽时期，与《圆运动的古中医学》所呈现的十二经的圆运动图有些许的不同，这正是彭子益古中医理论思维成长的一个节点，读者可参考相关的章节来对照学习和体会彭子益古中医思维的变化过程。从这张图片可以看出，圆运动思维从建立一直到《圆运动的古中医学》的成书，彭子益一直进行实践与思考。《黄帝内经》中的整体理论是彭子益的医学思维的源头，中医圆运动理论完全来自于《黄帝内经》，这一理论完整的体现了中医的一气周流思想。《灵枢·经脉》言："经脉者，所以能决死生，处百病，调虚实，不可不通。"又言："十二经脉者，人之所以生，病之所以成，人之所以治，病之所以起，学之所始，工之所止也。粗之所易，上之所难也。"彭子益正是通过对《黄帝内经》的深刻理解和临床实践，提出了十二经的升降原理与升降图，并撰写了"十二经升降主病提纲诀"（详见"圆运动的古中医学之杂病篇"）。笔者认为十二经升降图是彭子益中医整体思维建立的基础和中医诊疗思维的源头。十二经升降不但深刻体现了生命一气周

流运行的客观规律，而且对于疾病的预判与治疗都提出了完整诊疗思路，它真正体现了中医学真谛。正确图示如下。

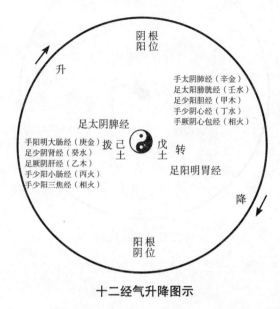

十二经气升降图示

比如寒气客于足厥阴肝经，其经下陷，造成的疾病包括颠顶痛、偏头痛、甲状腺病变、乳腺疾病、肝胆疾病、妇科疾病、脚气、灰指甲等，所有足厥阴肝经巡行路线的器官均可能致病。足厥阴肝经与足少阳胆经互为圆运动，组成了一个立体运行系统，乙木不升，甲木不降，其症状寒热错杂，但其本源依旧为寒邪客于经脉所致，其治疗方法多以散寒为主，其手段不外乎升乙木之陷、降甲木之逆来恢复身体正常的圆运动，恢复身体一气周流的顺畅运行而已。这是中医诊疗疾病的系统认识，体现了中医诊疗疾病的整体思维方式，也是中医的魅力所在。

中医圆运动理论的提出，是中医回归古中医源头理论、回归中医的自然属性、回归古中医思维和方法的总结，也是中医理论拨乱反正的开始。

治病大法，凡胸胁以上诸病，皆是不降，腹胁以下诸病，皆是不升。不升则陷，补中气兼用温药以升陷，不降则逆，补中气兼用清药以降逆。陷则病寒，逆则病热，逆寒陷热，火虚木邪，逆寒者，补中清降，兼助火气，陷热者，补中温升，兼清木热可也。病症虽多，治法统此。

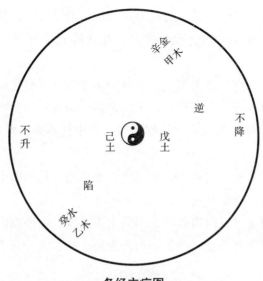

各经主病图

凡上逆诸病，皆胃胆肺三经负责，凡下陷诸病，皆脾肝肾三经负责，而脾胃二经，负责尤重，以中气在二土之间故也。甲木为上升各经之根本，下降各经之要隘，且为二土之关键。为祸为福，权力独大。辛金主收敛全身之火气，为生阴之司令，癸水主受藏相火，为生气之根基，乙木为生气之萌芽，又为癸水上交丁火之路，故此六经为百病所从出。

其他六经无关系重要之病，此六经之治，其他六经皆治。

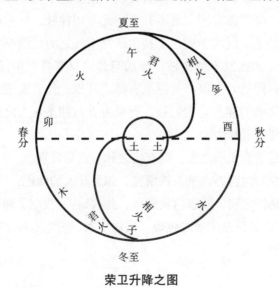

荣卫升降之图

荣秉木火，其性上升，有疏泄之作用。卫秉金水，其性下降，有收敛之作用。荣卫和合，全赖中气，相火降则中气运，中气运则荣卫和。

四时之气，空气之荣卫也。人身一小宇宙，一息之间，即备四时之气，故荣卫不分，无所谓寒，无所谓热，荣卫一分，水火不交，则夏气偏见而发热，冬气偏见而作寒也。必中气不虚，然后水火交济，荣卫不分也。

此图虚线乃地面之际也，中气在二土之间，凡地面上成子午直线卯酉平线之交，皆有中气。

厥阴少阴之气，由内而外，阳明太阳之气，由外而内，内者地面之内，外者地面之外也。内为阴而外为阳，故木火升自于阴，金水降自阳也。

少阳之气主降，由外而内，故相火为阳，太阴之气主升，由内而外，故湿土为阴，夏秋之交，暑热溽蒸，大雨时行，即相火之气降，湿土之气升也。故相火与湿土又为木火金水之中气。

五行六气者，荣卫之分也，荣卫者，五行六气之合也，天人一气也。

人参汤，各家刻本，有有桂枝者，有无桂枝者，此病此方，全是温补中气以降上逆，应从无桂枝者为是。论上逆不降，亦有因下陷不升者。右之不降，亦有因左之不升者，此方用桂枝，升左以降右，本来极是，但是进一层的学理，于初学研究中气之时，颇有窒碍，故不从有桂枝者。如此方不加桂枝，反加芍药，只要将理中汤四味重用，芍药轻用，亦能见效，以芍药原系右降之药也。作者曾用人参汤不加桂枝，以治胸痹等症，立刻见效，可见古方乃仲圣示人之标准，贵在后人能明其理以通其法也。

学脉总要学看无病之人，则有病之脉，自易分别。

看色总要时时留心，见人就研究，如见此人的面色，以为是阴虚，即问他吃了热性之物，肚腹内觉如何，此人曰："我吃了热性之物，胸腹里觉得热"，此便是阴虚之色也。阳虚之人，则吃寒性之物，肚腹便痛，或食减便溏也。

药物运用

中土药

炙甘草：性温，补中，阴虚液涸者慎用。

党参：性温，补中气生津液，积滞涩实者慎用。

大枣：性温，补中生津，慎用与参同。

蜂蜜：性温，补中润燥，肠滑者炼老用。

淡豆豉：性温，补中气，有热而中虚不宜炙甘草者用之。

红糖：温补中焦，去积通滞，中虚不受炙甘草者宜之。

白糖：性平，中虚不宜炙草红糖者宜之。

饴糖：补中润脾，炒不透，腻脾凝中。（病家不便可以白糖代之）

白术：性温，补土燥湿，固脱强中，慎用与参枣同。

干姜：性热，温中补土，利水回阳，阴虚慎用。（苍术性散）

吴茱萸：性温，温暖中下，不燥不散，惟味为病人难耐耳。

神曲：性温，调中去滞，山楂、谷芽炒过同用最调中去滞，皆可常用。

生姜：和中降胃，理肺发表，同大枣红白糖用良。

以上中土之药，皆能降胃升脾，中土者，中气与脾胃也。

代赭石：性平，降胃下冲不伤津液，与党参同用能将逆气纳归下焦。

半夏：性温，降胃力大，最伤津液。

厚朴：性热，降胃升脾，下气利水，阴虚者忌用。

枳实：性寒，下气除积，虚家忌用。

大黄：性寒，泻热下积，虚家慎用。

芒硝：性寒，败火滑肠，虚家忌用。

栀子：性寒，专清胃热，第一寒中。

茯苓、泽泻：性平，泄湿伤津。

石膏：性寒，专清肺胃燥热，败火灭阳，不可误用。

葛根：性微凉，清润胃热，和平之品，世以解酒，误矣，酒后脾湿最忌凉润，酒客之为葛根误者不少。

炒山楂、炒谷芽、炒麦芽：性平，消滞调中，常用甚宜，不炒不可用也。（此三品长沙未用）

木家药

当归：性温，温木补血，湿脾滑肠，血热者慎用。

阿胶：性平，润木息风，湿脾滑肠。

地黄：性凉，凉血息风，湿脾败火。

羊肉：性温，温润木气，大益肝阳，肝阳亢者忌之。

芎䓖：性热，升发肝阳，阴虚忌用。

桂枝：性热，善调木气，偏升肝经。

艾叶：性温，温肝暖血，和平之品。

芍药：性凉，善调木气，偏降胆经，中寒者慎用。

柴胡：性平，专调胆经，能降能升，降胆经，升三焦，与芍药同用，芍药走胆经之里，柴胡走胆经之表。

防风：性温，燥湿达木。

山茱萸：性温，温肝敛胆，专止疏泄，木滞者慎用。

乌梅：性平，敛木息风，生津降热，木滞者亦宜。

黄芩：性寒，专清木热，中寒者忌用。

丹皮：性凉，活血息风。

桃仁：性温，破瘀活血。

红花：性平，破血第一，用量不可过二分，非确有干血在腹，切不可用。

没药、乳香、三棱、莪术：性均不寒，肝胆不舒，必有积滞，用此四味研碎以调补中气之药，送下少许（每次共重四五分或二三分），祛瘀生新，引导升降妙法也。（四味长沙未用）

金家药

黄芪：性温，大补肺经阳气，最助木滞，肺脉涩实者忌之，阴虚汗少者忌，卫气不固，阳分偏虚者最宜。

山药：性平，补金益土，专司收敛，阴虚土弱之至宝也，但宜重用生用。

百合：性平，清肺洗浊，善补金气，煎水良，食渣腻胃。

玄参：性微凉，补肺生水，直透膈膜，降肺气清肺热，有麦冬生地之功，无麦冬生地之过。

麦冬：性寒，润肺湿脾，令人胸闷，如无补中降逆燥湿之药助之，未有不遗祸者。

橘皮：性温，善降肺气，阴虚慎用。

杏仁：性温，善降肺气，阴虚慎用。

瓜蒌：性寒，清降肺燥，最易寒中。

天花粉：性凉，专清肺热（即栝楼根，性较和平）。

贝母：性凉，善降燥痰，须辅以中土药，否则寒中。

竹茹：性凉，清肺除烦，气分之热，得之则解，轻淡平和之品。

薤白：性温，专理肺金滞气，降逆升陷，兼擅其长，故治胸痹心痛，亦治痢疾带下。

升麻：性平，能升肠陷，性散，不可多用。

桔梗：性温，降肺逐痰，劫液耗中。

葶苈：性平，降痰逐水，猛烈异常。

麻黄：性温，降肺开闭散卫活络，多汗者忌之。

苏叶：性微温，专降肺胃，力大不猛。

薄荷：性温，通降各经，表里皆到。

细辛：性温，降冲第一，善温胆肾肺，虚者慎用。

五味子：性微温，敛肺生津。

附子：性温，温肾回阳，最助木热。

黄连：性寒，专泻心火，第一寒中。

龙骨：性平，收涩镇敛，且能消瘀。

牡蛎：性寒，敛阳软坚，寒中滞木。

上列药味皆常用之品，凡病皆已足用，可于长沙药解逐品研求，专而精之，精而化之，妙用无穷。至于巴豆之下寒结，甘遂之逐水饮，皆猛烈非常。巴豆不可过三厘，甘遂不可过三分，初学切不可用，致生他祸至时方所用，羌活独活散而燥，不用为妥。

用热药须防津液耗伤。

用寒药须防火力衰弱。

用燥湿药须防津液耗伤。

用滋润药须防湿脾凝中。

用清降药须防肝肾下陷。

用温升药须防胆肺上逆。

用收敛药须防阳弱寒生。

用疏泄药须防阴散液劫。

用补血药须防气虚。

用补气药须防血涩。

用表散药须防中虚。

用消导药须防土败。

十六字诀

系统十六字诀

中气如轴，经气如轮，轴运轮行，轮滞轴停。

病证十六字诀

陷则病寒，逆则病热，逆寒陷热，火虚木邪。

伤寒十六字诀

营热卫寒，腑阳脏阴，表里界限，调汗清温。

温病十六字诀

表里皆热，虚九实一，生津平泄，中复则吉。

脉法十六字诀

左升右降，浮中沉取，一气合看，方是真理。

药性十六字诀

长沙为经，纲目为纬，认定着落，最忌牵累。

古方要义简择

理中汤丸，温补中土以复旋转升降之常，为轴运轮行之方。四逆汤较理中汤进一步，中下虚寒，阳将亡也。

大承气汤，火土实也。与理中四逆，系对待的理法。

大黄黄连泻心汤，此为轮滞轴停之方，重在降逆，并非泻胃。附子泻心汤，此亦轮滞轴停之方，降逆升陷并重。

以上中土病方（皆旋转升降之法也）

甘草干姜汤，逆而病寒之方。

人身白虎汤，逆而病燥之方，参草与石膏并重。

麦门冬汤，亦逆而病燥之方，白虎乃金气燥而木火土水之气皆燥，此方乃肺家独燥，而中气虚甚也。

葶苈大枣泄肺汤，此为治轮顾轴之方。

厚朴大黄汤、泽泻汤、橘皮汤，皆运轴复轮之方。

以上金病方（皆降肺逆之法也）

当归四逆汤，升肝阳之方，轮轴并治之法。当归生姜羊肉汤，运轴复轮之法（此二方皆升肝经之法也）

小建中汤，轮轴并治之方（降多升少）。小柴胡汤，轮轴并治之方（此二方皆降胆经之法也）

龙骨牡蛎桂枝汤，升肝经降胆经，轮轴并治之法也。

白头翁汤，清升肝经之法，亦运轮复轴之法，肝木实热，只此一证，内伤中，无此证也。陷而病热，即此证，与甘草干姜汤之逆而病寒者，系对待的理法。

大黄䗪虫丸，此为轮滞轴停最显明之法。

以上木病方。

肾气丸，此方名曰肾气，乃保肾气也，金木并治之方。

薯蓣丸，此为中土金木并治之方，轴轮并治之法，唯此方最为显明。

以上各方，虚实寒热，温清补泻，全实全虚，实中之虚，虚中之实，无法不备。首明中土，次列金木，而火水二病，即在其中。只要将此数方研求精化，一切内伤病症之理，与治之之法，皆得矣。

桂枝汤，平疏泄以和荣卫表气之法。

麻黄汤，泄闭敛以和荣卫表气之法。

以上二方，为伤寒温病外感之法。此二方之理法了解，然后知各家注解伤寒之谬，吴鞠通温病条辨之错也。